OVERCOMING ANXIETY WITHOUT FIGHTING IT

焦慮使用說明書

DR TIM CANTOPHER
提姆・坎托佛醫師——著　陳柚均——譯

獻給蘿拉，他讓我可以從容面對錯綜複雜的世界。

獻給漢娜，我欽佩他面對焦慮時能展現勇氣及堅韌。

獻給艾倫和大衛，他們面對疾病時的沉靜鼓舞人心。

目錄 CONTENS

PART 2

因應方式及治療

致謝

感謝英國皇家精神科醫學院（Royal College of Psychiatrists）提供我使用他們的圖書館設備，及本書中可供患者們參考的經驗及智慧，感謝那些提供我於實例參考及臨床建議上，所仰賴的研究人員及作者們，也感謝我妻子協助校對，並提供建設性回饋。

前言

我真的很喜歡莎莉。她是一個很棒的人，我想她現在仍是。只是她在意太多事、太多人。她很努力要讓事情維持在正軌上，並安全運作，這得用上極大的力氣，只為了得到人們的認同，但不求回報。

她覺自己似乎沒有資格獲得太多。

人們不需要大費力氣，就能獲得她的喜愛，因為她不會討厭任何人。她也不會批評別人，除了自己——她對自己有許多負面評價，一點也不寬容，並將那些無害的評論或行為解讀為批評她的評論，以當作符合對自身評價、世界和未來的證明。

莎莉永遠無法停下來休息，因為她一直在對抗難以預料的狀況。她總是看見每個情境所能導致的悲劇，而恐懼是她忠誠的同伴。對大多數事情，她需要反覆確認才能消除恐懼或疑慮，只是不知道為什麼，這些消除疑慮的保證，總是感覺少了些什麼。她必須確保一切穩健可靠，都在掌控中，就好像能一把掐住人生的喉嚨，她不能放手，否則一轉頭就會反咬她或她所愛的人們。對她而言，人生有如一條毒蛇，滿是危險及惡毒。

然而，我上次見到莎莉已有好一段時間了。我聽說，她加諸在自己身上的恐懼和要求，讓她難以應對這個世界及世上的人們。這一點也不令人意外，因為每次覺得自己讓事情出差錯時，他總是以壓力及言語來打擊自己。現在，則幾乎把自己關在公寓中，這是讓自己免除世上所有危險、遠離世人評論的地方。但很不幸地，閃避自身恐懼的方式，隨著時間積累只會加深她的懼怕，而面對日常情境、應對人們的能力及自信也只會逐漸降低，這將讓她很難逃離自我囚禁的監獄。

這真的很可惜，畢竟莎莉有這麼多的優點。如果她能相信這一點，只要能暫停對自己的批評，就足以讓她擁有另一種人生。

翠西亞與莎莉則正好相反。奇怪的是，在莎莉足不出戶之前，她們一直都是好朋友，至少翠西亞是這麼說的。事實上，我從未親眼看過翠西亞為莎莉付出，而是看來只是為了得到好處而利用對方，看莉莎熱心就占對方便宜。問題是，翠西亞根本不在乎。她不但衝動、魯莽，也不會為她人著想，但這正是她魅力的一部分。她有靈活的彈性，而無憂無慮的態度有如一絲清新的微風。

不過，我一點也不信賴她，或者按照她的方式行事，因為她只會忽視你及你的感受。翠西亞若能多擁有一些莎莉的恐懼會更好。若要成為朋友，我寧可選擇莎莉。要是她能擁有些許翠西亞那種漫不經心的態度就好了。不要太多，只要一點點。

這有可能嗎？莎莉一向都有焦慮的傾向，雖然這件事最近讓她和世界保持距離。她為什麼總是如此在意，並身處各種恐懼之中？翠西亞和莎莉之間的差異來自何處？她們看待世界的方式所造成的不同，是否存有主要核心差異，還是有許多差異？是天生就不同，還是成長時期的不同經歷造就她們現在的模樣？為什麼莎莉產生這樣的改變，而讓她的恐懼主導了自己的人生？這樣的退卻是否有可能逆轉？當莎莉還是翠西亞比較好？擁有多少恐懼才足夠？一個人是否真的能改變，或莎莉如今的問題，不過是人格特質下，必然且不能動搖的產物？

在本書中，我希望有能力回應其中一些疑問。許多有焦慮障礙的人已受苦多年，而這些症狀都會因接受治療好轉。許多人之所以會苦於焦慮，是因為他們不會向自己的醫生抱怨。伴隨這些疾病而來的，還有背後的退縮及閃避，就如同羞愧也總是左右著他們。因此，**你如果認識莎莉或像她這種被焦慮所掌控的人，第一步就是告訴他，這不是你的錯**。只是生了病讓自己變成現在這個樣子，而且就目前為止，情況完全超乎掌控。但是，這狀況是可以治療的。莎莉可以脫離這種揮之不去的恐懼和痛苦。

不過，莎莉（我知道大家不是這麼稱呼妳，但我一向不太擅長記住別人的名字），現在我要對妳說，如果妳希望自己的這些症狀得到緩解，而我也希望妳能如願，首先，**妳得向我、向自己保證一件事：會盡最大努力不去批判自己，在病情的好**

轉上，無論做得多好或多糟糕，焦慮症的治療可能會很長，過程中會起起落落，有進步也有倒退，有復發也會減輕。但隨著時間的推移，如果堅持下去，情況往往會有所改善。

你知道自己是什麼樣的人，當任何問題發生時，往往會責怪自己，而情勢一旦逆轉，你也會認定這代表著另一場災難將隨之而來。你凡事追求完美，也要求人生種種結果要能確實掌握。在這裡，這些規範都不適用，現在請相信我。這不會如想像中這麼困難，因為**你不再需要對抗焦慮**。事實上，很重要的一件事是不要對抗，這點請容我們稍後再仔細談論。請閱讀這本書，當準備好的時候，就去看你的全科醫生[1]。將你的焦慮告訴他，並請求他為你轉診、接受治療。接著，只需要跨出一隻腳，接著是另一隻腳，一步一步看看這些治療會帶你到什麼地方。這一切將會相當值得。你現在可能還存疑，但你必須要相信。

在本書中，如狀況不涉及特定性別時，性別會隨機替換。我這麼做是為了方便且簡單地表達，除非另有說明，否則不表示任何性別上的差異。在此提供的案例中，涉及其中一種性別都是為了讓事件當事人能更加形象化，但案例的性別是隨機選擇，並不代表描述的問題特別針對某種性別，或另一種性別占有較為主導的地位。

注釋——

1 General practitioner，縮寫為GP，又稱全科醫師、普通科醫師，重要職責為個案可能患有或發展初期尚未鑑別診斷的疾病進行全面性處理、治療急性和慢性疾病，並為個案提供預防保健及健康教育，必要時可轉介其他門診或追蹤個案。

PART

1

關於焦慮

CHAPTER

1

什麼是焦慮，為什麼它是一種疾病？

這題很簡單。**焦慮就是恐懼**。這很正常，我們所有人都經歷過，這也是很健康的情緒反應（我後續會解釋這一點，反社會人格者並不會感到焦慮）。在正確的地點及正確的時間，需要一些焦慮，讓我們能展開行動並且閃避危險。在我的工作生涯中，一向盡可能地按照日程進行規畫，因為我希望避免的情況，是讓個案因為長時間等候而對我生氣。如果欠缺焦慮，星期六晚上時，你可能就不會選擇避開火車站附近閒晃的那群醉鬼足球迷，而將會是一個糟糕的決定。某種程度上的焦慮，有助於我們做出安全且判斷正確的決策。

焦慮是戰鬥或逃跑反應（fight-or-flight reaction）的一部分。透過祖先的遺傳基因，我們天生就有這種感知危險的反應，而祖先也是因為得到先人的遺傳，這可以一直追朔到靈長類動物，是物競天擇（nature selection）的一種方式。這個反應帶來極高的效率，讓一個靜止的生物轉換至快跑或戰鬥的最高潛力。要做到這件事，得透過腎上腺素（hormone adrenaline）。

當生物感到危險時，這個令人驚嘆的物質便會自動釋放至血管中。當我們在原始的大草原上求生時，它有極佳的效應，讓我們擅於逃離劍齒虎及其他動物。它會造成心率加速，讓更多血液輸送至全身，當危機發生時，讓血液針對肌肉及內部器官產生特別的需求（你可能曾注意到，當一人極為焦慮或受到驚嚇時會看起來臉色蒼白），讓人出汗，讓人在逃離或對抗追趕的人時，能散發熱氣，增加所有感官的敏銳度（一切事物更明亮、更鮮豔，並更醒目），並很有可能加速腸子兩端的消化（盡可能輕盈一些，就可以跑得更快，同時也留下氣味痕跡，讓追蹤的動物覺得混亂而做錯判斷）。肌肉進入一種緊繃狀態，準備好要奮戰至死，特別是手臂、肩膀及雙腿上那代表著爆發力的肌肉，這些肌肉的功能是拋擲、撕裂、重捶、踢踹及快跑。人們往往會拱著上身而彎腰駝背，面對行動疾速的動物或飛矛時，盡可能成為最小的目標。

所以，當被劍齒虎或持有尖利武器的人追逐時，焦慮就可以派得上用場。在遙遠的好久以前，特定類型的焦慮也能進行適度的調整。舉例來說，對於毒蛇或蜘蛛的恐懼，能增加我們祖先的生存機率。人對毒蛇的恐懼如此普及常見，但為何對於電的恐懼卻少見呢？答案是：蛇和牠們造成的危險已長久存在，所以物競天擇的機制下，這樣的恐懼已深植所有人類心中。就小型哺乳類動物來說，牠們對於空間的恐懼較尋常，這可能有充分的理由。以老鼠為例，身處食物鏈相對底層，在穿越某個空間時，牠們往往靠著牆面移動，若有事物阻礙行進時，就會表現出恐慌行為。所以懼曠症（Agoraphobia, AP）是可以調節的，至少對於囓齒動物是如此。

然而，在現今人類生活及多數的工作環境中，已少有這些情境或動物可以構成我們生命或四周的威脅了。這一點就是問題所在。我們的身體已不合時宜，但生命的設定仍如同百萬年之前，而不是針對現代。物競天擇早已結束，而未達生育年紀之前，我們的現代社會中已沒有太多事物能讓你死亡，但這就是物競天擇的運作方式。然而，在任何情況下，我們的身體並不明白恐懼（焦慮）和憤怒（怨恨）之間的差異性。無論是哪一種狀況，身體都以同樣的方式運作著，上緊發條並準備奮戰至死。

焦慮是一連串反應一部分，從深度睡眠延伸至放鬆、警覺、興奮，再擴及恐懼及恐慌。身體的運作狀態，取決於警醒程度（level of arousal）[2]。正如你將在圖一（葉杜二氏法則〔the Yerkes-Dodson curve〕，以最初繪製該圖的研究人員姓氏命名）中所看到，有個相對較大的警醒程度平穩期，該期間內你能發揮最好表現，一旦下滑就會是突如其來的，並且直線下降。警醒程度只要有輕微的增加，你就會從全面掌握情勢的狀況，跌至驚慌失措的局面。

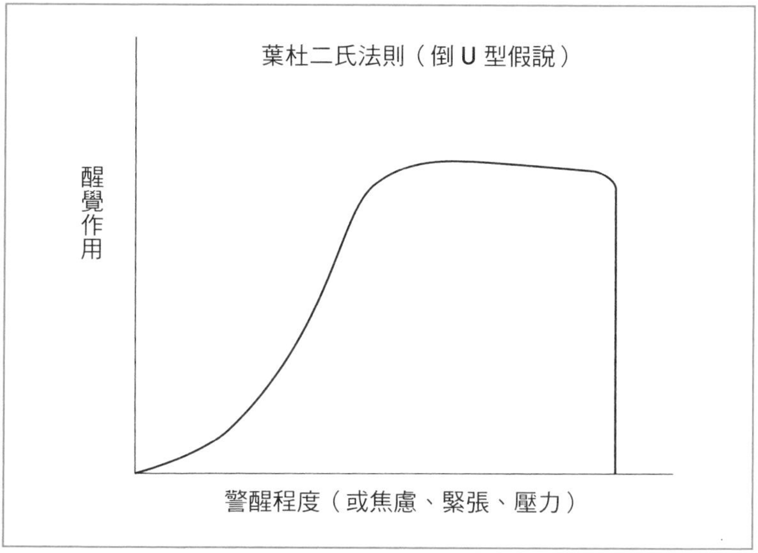

圖一　葉杜二氏法則

當人們發現自己陷入某個困境之中，而警醒程度或擁有的恐懼程度卻不對等時，問題就會產生了。甚至會持續地感到恐懼也是個問題。又或者，這種恐懼是因為無害的主體或狀況而自然產生。或這種恐懼阻礙如平時狀態一樣運作，或讓人無法進行想要做的事，這是多數人都曾經歷的情況。或恐懼延伸為其他讓你覺得痛苦的感受、知覺或症狀（而這又會增加你的恐懼，導致惡性循環）。或者，反覆處於葉杜二氏法則的曲線邊緣之外。又或者，如此緊張焦慮的真正原因，是因為你就是個滿懷怒火及怨懟的人。

如果恐懼已嚴重妨礙你的健康狀態，不只是一時半刻，而是重覆性、持續性，你就是生了一種病，即焦慮症（anxiety disorder）。如果罹患了，也不孤單，雖然這情況會讓你感到孤單不已。事實上，焦慮症很常見。近三分之一的女性、五分之一的男性在他們人生的某個階段中，曾因焦慮的症狀所苦。十人之中大約就有一人曾經歷偶發的恐慌發作（panic attack），而有特定的恐懼症（例如：動物、細菌汙染等）的人數也約莫如此。七人之中有一人患有社交恐懼症（社交恐懼症），三十人之中有一人患有懼曠症。大約有一〇至二十%的人因為持續焦慮（即沒有對特定事物的恐懼）而無法正常生活。多達五%的人因為患有健康焦慮症（health anxiety）而無法正常生活，這也導致其中二〇%的人至全科醫生的候診室報到。焦慮症很常見，特別是女性，患病的程度大約是男性兩倍。分居、離婚、失業，或持家的人（家庭主婦或家庭主夫）特別有可能苦於焦慮病，這些人基於某些原因未能得到社會支援，而這正是多數人們的狀況。

焦慮症和憂鬱症（與「重度憂鬱症」〔Major depression〕）之間有極大範圍重疊。多數受憂鬱症所苦的人們，也同時有焦慮症狀。而多數有焦慮症的人則沒有憂鬱症，這些人大多容易情緒低落，有時會較為嚴重。如果你最為深切的痛苦是極為深沉又黯淡的憂鬱，我建議你閱讀我另一本著作書籍《憂鬱症：強者的詛咒》（*Depressive Illness: The Curse of the Strong*，中文書名暫譯）並且，拜託你，請掛號去看全科醫生吧。

焦慮有多種不同的形態及樣貌。我已經提及多數不同類型的焦慮症，但仍值得進一步詳細地說明。此外，我不會在本書中討論強迫症（OCD）。雖然它是因焦慮而產生的症狀，卻是需要有專書來討論的大主題。而創傷後壓力症候群（Post-Traumatic Stress Disorder）也是如此。幸好有好幾本出色的書籍可以幫助患有這些症狀的人們。

廣泛性焦慮症（Generalized anxiety disorder，GAD）是一種持續感到恐懼的狀態，一種災難就在不遠轉角處蠢蠢欲動的感覺，一旦轉身就會被突襲。這通常是症狀的核心；一種必須隨時對危險保有警覺的感受，不然就會讓人措手不及。就算努力試著不擔心，也總是處於擔憂之中。你警惕地掃視四周環境，尋找問題的跡象所在。你的肌肉總是處於繃緊狀態，由於它不是姿勢肌（postural muscles），而是短時間內需要有肌力反應的肌肉，那不是為了讓人長時間處於緊張狀態的構造，因此就會讓人不時抽筋。

此時，脈搏率、呼吸頻繁及血壓往往偏高，並且容易拉肚子，也常感受到「胃部翻攪著」。換句話說，或多或少時常被腎上腺素影響著。此外，往往難以入睡、無法放鬆，並且總是焦慮不安又容易發怒。也就是說，大腦一直處於持續過度興奮，一直處於過度運作的狀態。

另一方面，患有恐慌症（Panic disorder，PD）的人，多數的時間通常不太會感到焦慮。無論是突如其來或特定事件所引發，都會有充分的戰鬥或逃跑反應（一陣突如其來的恐慌發作），伴有呼吸困難、心跳加速、出汗、噁心等症狀，以及想要逃跑的衝動，有時甚至會感覺將要暈倒甚至死亡（但並不會）。如果你的恐慌發作與社交恐懼症有關，還可能會有臉紅的狀況。雖然有些人同時患有廣泛性焦慮症和恐慌發作，但有些人於兩次發作之間並不會感到特別焦慮，也有可能會在半夜時醒來並發現自己恐慌發作。

恐懼性焦慮症（Phobic anxiety disorder，PAD）是一個籠統的說法，指的是因為特定的物體（例如：某些動物）或情況（例如被困在封閉的空間之中）所產生的焦慮。恐懼隨著對情況的預期而發展，產生我所已概述的各種焦慮症狀，因而導致逃避，隨著時間推移，歷經的恐懼也增加了，就只能更進一步地逃避來緩解，而這種情況會一直持續下去。

我發現，用這個方法來區隔兩種恐懼症（phobia）很有效，因為它們有許多層面上和我上述的恐懼性焦慮症有所不同，這兩種恐懼症為懼曠症及社交恐懼症。

就字面上來說，懼曠症就是對於開放空間的恐懼。在實務上，這通常表示當你離家或離讓你感到安全無虞的地點越遠時，恐懼就會越來越嚴重。當離開覺得安全的地方，同時會苦於不斷加劇的嚴重焦慮及生理症狀。可能會面臨恐慌發作，對恐懼感到恐慌的狀況迅速惡化，這也會導致你對於情緒來襲及狀況本身都感到害怕。此外，還會發現一件事，懼曠症及恐慌症有很大的共同之處：害怕自己將要失去控制，讓自己在公共場合中尷尬丟臉，又或者將會昏倒、死去或瘋掉（但並不會）。

社交焦慮症（Social anxiety disorder），又稱為社交恐懼症（social phobia, SP），是因為過於在意他人意見而產生，也會因為自卑或害羞而引發，往往導致人們無法正常生活。在社交情境中，你覺得自己不如他人、毫無掩蔽，而覺得自己丟人現眼的恐懼，將壓得你喘不過氣來。通常，你怕自己臉紅，而想像每個人都會看到你羞紅的臉並對你加以評斷。這種焦慮會導致些微臉紅，而這也證實了你的恐懼。你可能會害怕控制不了自己的腸胃反應，而這種恐懼又會造成你急需使用洗手間的感受，又或者你害怕自己全身發抖，這又讓你的雙手顫抖不止。社交恐懼症可能只限於必須有所表現的狀況，像是公開演說，又或者需要與他人互動的情形。

健康焦慮症（Healthy anxiety disorder，HAD），則是指擔著嚴重的（或致命的）疾病而心事重重，並對此感到恐懼的情況。無論是否已被診斷患有什麼生理疾病，重點是焦慮的嚴重程度及症狀所帶來的痛苦程度，與身體潛在的生理病狀已不成比例。問題就在這裡。在所經歷的症狀背後，你怎麼知道沒有任何重大或可能致命的症病？還是，你的醫生目前尚未有任何發現？

事實上，對於這些事情並無法百分之百確定，但大多數醫生都同意一件事，若先前的每項檢查都未能找到需要進一步治療的疾病時，能進行的病理檢查次數是有限的。如果患有健康焦慮症，便無法停止尋找自己身體不適的原因，確信將有災難發生。每天的每一分鐘都焦慮地想著自己的恐懼，正如我們先前所討論的，焦慮又會導致更多的症狀產生。

當我解釋這一點時，或許有人會憤怒地回覆：「所以，你是指這一切都是我在胡思亂想，對吧？」不，我不是這意思。症狀本身和症狀所帶來的心理痛苦，都是真實存在的。唯一的問題是，症狀的成因是什麼？而治療這些症狀的最好方法又是什麼？就我看來，這是最難治療的一種焦慮症。這條分界線如此模糊，一方面，當你的醫生傾聽且尊重你的擔憂，後續也定期檢查了，但如果過度審視又會讓情況惡化。我認為，關於這個複雜難題我有解答，但後續再來詳加說明。

那誰會有這些狀況呢？在下一個單元中，將會來討論導致的原因，以及是如何發生的，但就目前來說，我所觀察到的是，多數這些來掛我的門診並患有焦慮症的人，對自己的自我（以及對這世界、對未來）的評價都相當低。他們對自己感到羞愧。現今世界上，確實有些人該為自己感到羞恥（想想英國國會大廈、白宮、克里姆林宮等單位），但你絕對不是這些人，你是如此努力不懈。而那些該感到羞恥的人無羞惡之心，而不該羞愧的人卻羞愧不已。嗯，也許這裡有解決問題的線索……

從這邊開始，為了簡明扼要，我將使用以下的縮寫來表示：

廣Generalized anxiety disorder（GAD）泛性焦慮症

Panic disorder（PD）恐慌症

Social anxiety disorder（SAD）社交恐懼症

Phobic anxiety disorder（PAD）恐懼性焦慮症

Agoraphobia（AP）懼曠症

Healthy anxiety disorder（HAD）健康焦慮症

注釋

2 警醒程度（arousal level）一般所指的「精神狀態」是生活中對指令的反應、訊息處理所所需要的條件。當警醒程度過高，即代表精神狀態處於興奮；而警醒程度過低，即代表精神狀態處於低迷。

CHAPTER 2

為什麼會出現焦慮症？

在一九五〇年那個年代，一位記者詢問英國首相哈羅德．麥米倫（Harold Macmillan）在政治生涯中最害怕的事是什麼，他的答覆是：「親愛的男孩，是活動，出席各種活動。」故事就是這樣。又或者，如美國人常說的那句：「鳥事就是會發生。」事情真的如此嗎？正因為這些發生的事情，讓我們感到焦慮嗎？直到現在，人類才開始覺得人生會一直走錯路嗎？最焦慮的就是面臨最多逆境的那一群人嗎？

某種程度上來說是沒錯，但事情並沒有這麼單純。表面上看起來，一旦失去事情好轉的期望，相較於焦慮，其實和心情低落有更大的關聯性。如果憂鬱是對於事物的改善狀態感到沮喪，哀悼已逝失的事物，那麼焦慮就是擔心事情會變得更糟，且所擁有的一切將會被剝奪。因此，讓人無力的焦慮要尋求解方，對我而言，一向都是以面向未來的方式看待我們的人際關係，而非回望過去。

基因是一切焦慮的根源？

但要做到這一點，我們必須先瞭解焦慮從何而來，所以就從起點開始，來討論我們的基因。表面上看來，我們焦慮的傾向，似乎很大程度是來自於我們的父母。有一部分的影響來自遺傳；透過研究來檢視，有焦慮症的異卵雙胞胎，其雙胞胎手足是否有可能因焦慮症所苦，並且將這樣的雙胞胎和其中有病症的同卵雙胞胎進行比較。這將排除基因的影響（同卵雙胞胎有相同基因，但異卵雙胞胎則不同）和環境／學習因素（兩者都相同）。

不幸的是，這項研究並未完全釐清這個問題，但看來你在童年時所學習到的事物比基因更加重要，至少多數類型的焦慮症是如此。以廣泛性焦慮症來說，可能就存有更大的遺傳影響，但這有可能是因為廣泛性焦慮症和憂鬱症之間的共同點（憂鬱症有強大的遺傳因素），這我在Chapter 1中曾提及。

總括來說，把你的焦慮怪罪在自己的基因上，是行不通的。

大腦生理學和化學

多年來，精神科醫生一直試圖要以某個大腦部位或系統的異常運作，來解釋焦慮症，但目前卻遲遲未成功。各種理論比比皆是，但坦白說，這讓我頭昏眼花，只有一些事情很清楚並值得我們去理解。

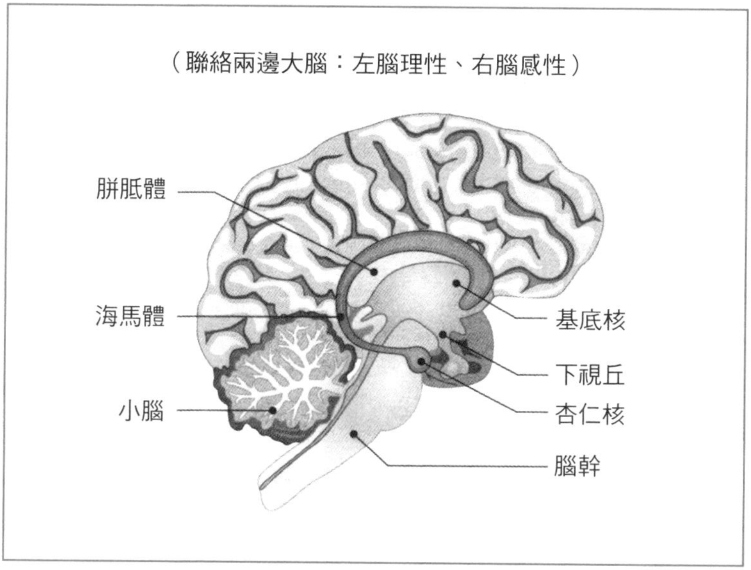

圖二　杏仁核、皮質及腦幹

恐懼似乎主要增長於大腦深處稱為「杏仁核」（amygdala）的構造中。這個構造的設定功能是將衝動釋放至大腦其他部位，以應對感知到的威脅，甚至是明顯缺乏安全的環境。其效能是開啟這些構造，特別是腦幹中的構造及另一個構造：「下視丘」（hypothalamus），它們共同控管戰鬥或逃跑反應及身體對壓力的長期反應。杏仁核是一種原始構造，我們與所有的靈長類動物都有，它會自動產生反應，除非是面臨阻礙而無法運作。杏仁核唯一的監督部位來自大腦皮質：有意識的、「會思考的」大腦部位。也就是說，除非有意識地控制我們自身的恐懼，否則它會控制我們，杏仁核處於中心位置，就會像是一艘在風暴中卻無舵可行的船。

當杏仁核活躍時，會引發一系列事件，其結果是在短期內釋放腎上腺素，從而形成戰鬥或逃跑反應。但以長時間來看，如果眼前的危險持續存在，身體就會有不同的優先事項，需要放慢速度，好讓生物從憤怒中撤離並減少炎症（inflammation）。

這個過程是藉由下視丘引發一連串反應來完成，最終造成皮質醇（the hormone cortisol）的釋放。這是一種可以減緩新陳代謝和發炎症狀的荷爾蒙。人體就是如此機靈：在短時間內，會釋放腎上腺素，以最大限度來提升贏得戰鬥或成功逃脫的機會；從長時間來看，如果危險仍然存在，則會釋放皮質醇，進而讓遠離危險並允許治癒的機會達到最大值。因此，腎上腺素是針對短時間壓力的荷爾蒙，皮質醇則是應對長期壓力的荷爾蒙。

嬰兒是尚未接受各種程式設定的一部電腦。童年大概就是被設定程式並校正設定的大腦。在人生的初期，如果孩子遭受極大壓力、恐懼或創傷，他的杏仁核和下視丘就會針對危險作準備；也就是說，那個旋鈕被調高了。當這個孩子進入成年期，這時的他便會準備好將各種情況視為壓力，觸發大腦早已存在的壓力反應。對於暗示危險的外部信號和內部信號，都極為敏感。

其中的信號之一是血液中二氧化碳的水準。高水準的二氧化碳（代表窒息狀態）會啟動杏仁核，而每個人都會產生恐懼。然而，就那些因早期生活壓力而讓杏仁核變得極為敏感的人來說，低水準的二氧化碳（因為呼吸頻率增加）也會啟動杏仁核。因此，在孩提時代就對壓力敏感的人，如果讓肺部吸入過多的空氣，就會發生焦慮的情況。這樣的人面臨雙重打擊：一個超級敏感的杏仁核準備要開啟壓力反應，包括呼吸困難，一有信號就會馬上行動，並藉由進一步提高身體的壓力反應，觸發增加呼吸頻率來應對。對於原先就如此焦慮的人，也會順應著自己的身體做出反應。也就是說，如果身體顯現壓力的跡象，就會認定有危險。結果就會產生焦慮不斷高漲的惡性循環。

以大腦中活躍的化學物質來判斷這例子，負責傳送的化學物質（允許神經衝動從一根神經傳遞到另一根神經的物質）則會有三種。正腎上腺素（Norepinephrine）[3]似乎會過度地活躍，γ-氨基丁酸（gamma-aminobutyric acid, GABA）[4]的機能低下，而血清素（serotonin）[5]要不是過度活躍，就是不夠活躍。覺得困惑嗎？我也是。這很重要，因為用於治療焦慮症的藥物，主要針對的就是這些人體系統。鴉片類藥物也是如此，所以嗎啡和海洛因等藥物會因此產生鎮靜及降低焦慮（但如果頻繁使用會增加焦慮）的效果。其實，我們會自己產生類似鴉片類藥物的物質，稱為腦內啡，會為我們帶來一種平靜的幸福感，而且不會帶來鴉片相關藥物的問題。某些生活習慣如運動和冥想，便能刺激腦內啡系統。

如果你這一輩子都受焦慮所困擾，這不是你性格上的弱點，也不是腦子在胡思亂想。而是大腦的撰寫程式和安裝設定出問題，這些問題可以被修復，但必須改變思維方式及習慣。

個性是否不會改變？

我常聽見有人對我說：「我一直以來都很焦慮，這只是我的個性。」這意味著沒有改變的可能性，因為個性是固定不變的。

但事實並非如此。個性隨時都會改變。相較於二十歲時的我，現在的我截然不同，而且在工作時，我就和在家時的樣子大大不同。和每個人一樣，我的性格也會隨著環境發生變化。個性到底是什麼？我認為最能定義的個性就是你的行為。如果說某人「外向」，意思是指他們經常外出進行社交行為。如果稱他們「有自信」，意思是指他們舉手投足間充滿信心。但誰知道他們的內心感受?事實上，如果他們長時間表現得信心十足，當下可能確實感到自信滿滿，因為有一項基本的心理原則就是**你以什麼方式行事，你就會成為那個樣子**。於一九七〇年代時，有許多孩子在玩通靈板（Ouija board）[6]時才會陷入困境，原因就在此。這並不是指他們和鬼魂對話時被附身，而是你長期有怪異的行為，時間一久你就會變得古怪。這同時是匿名戒酒者協會（Alcoholics Anonymous，AA）這個傑出的組織告訴其成員要「弄假直到成真」（fake it to make it）的原因。表面上要先裝出樣子，而你終將會成功。

對於許多談論焦慮和憂鬱背後的「脆弱因素」的研究人員們，我有一個問題。沒錯，患有焦慮症的人有時敏感且內省，對自己的評價很低，同時對自己卻有過高的期望。但這些特徵也可以視為優勢。大多數全力以赴又最無私的好人們都具有這些特徵。問題不在於如何消除構成你個性中這些特徵，而是阻止它們導致你生病。與任何事情一樣，極端就會是個問題，所以在個性中有一些極端特質的人（有時稱為人格障礙）有時確實有長期焦慮，但這些只占焦慮症患者的一小部分，在此我不會探討他們的議題。

因此，在應對焦慮症時，有些人這輩子的大部分時間都在與恐懼對抗，但我認為以個性來來解釋，並不會特別有幫助。

學習中的經驗帶來的行為強化

回到新生嬰兒有如一台需要程式設定的電腦這件事上。一個孩子要做到這一點，就要從環境中學習。實現這個目標的主要方式，是透過講述教學法（didactic teaching）[7]、替代性學習（vicarious learning）[8]，以及古典制約（classical conditioning）[9]和操作制約（operant conditioning）[10]。

講述教學法是指父母、老師或同儕向孩子講述或展示世界的樣貌，以及他們最好該怎麼與這個世界互動。有個例子是「不要接受陌生人給你的糖果，因為並非所有人都像表面一樣良善」。以這種適度的焦慮來教導孩子，才能保護他的安全。

替代性學習指的就是藉由觀察事物，學習對他人可行、不可行的過程。看到你的朋友因為腳踏車騎得過快而在轉角處摔下來，還擦傷自己的膝蓋，這就是一個例子。

古典制約，則是藉由重複刺激的關聯組合來學習反應的過程。伊凡・彼特諾維奇・巴夫洛夫（Ivan Petrovich Pavlov）訓練他的狗在聽見鈴聲或其他聲音的刺激時分泌唾液，方法是多次將刺激物及要餵食的食物建立關聯。最終，即使眼前沒有食物，狗也會對搖鈴聲或刺激有所反應並流口水，但如果在沒有食物的情況下繼續搖鈴發出聲響。最後，在鈴聲響起時，狗就不會再分泌唾液（消弱作用〔Extinction〕）[11]。

如果一個孩子被家裡的虎斑貓抓傷不止一次，他可能會對貓感到恐懼。這會決定他是否要遠遠避開那隻貓，因為如果多次接近貓，觸摸到貓而且也沒被抓傷的話，就會產生消弱作用。然而，每當孩子被抓傷時，他的恐懼就會增加，恐懼會因而被強化。

操作制約，是指從自己行為的結果中學習的過程。如果一隻老鼠每次按下其籠中的一個按鈕都能得到食物作為獎勵，牠最終會學會頻繁地按下按鈕，無論是否有食物。同樣地，如果行動沒有得到回報，消弱作用也終將產生。在某種程度上，懲罰會產生相反的效果，所以如果按下按鈕會導致電擊，老鼠會毫不意外地學會避開那個按鈕。在實踐上，懲罰似乎不如獎勵有效。如果電擊太嚴重，老鼠甚至會因為這次的經歷而受到創傷，導致無法從中吸取教訓。以人類而言，事情就更複雜一些，因為我們擁有更為錯綜難解的情緒。獎勵是什麼？是一份禮物、食物、被拍拍背的正向鼓勵、一句帶著善意的言語，還是被允許避免你已知道要害怕的事物？無論你的恐懼有多麼不合邏輯，可以避開產生恐懼的對象或情況都能獲得心理上的報償、獎勵（這稱為負強化[12]）。

問題在於，大多數的恐懼症患者，並沒有引發恐懼症明確原因的創傷史。大多數有懼高症的人，也從未因為高處摔落而受傷，而且多數曾因此受傷的人也不會出現任何恐懼症。這正是理性思考派上用場的時候。實際上，不必經歷墜落所造成的傷害才會害怕高處。光是想像就足以讓人感到害怕，而面對恐懼時，身體反應的這種經歷本身就足以成為創傷，進一步加深恐懼，導致人們完全地遠離高處。當每次被要求爬上梯子時，都會覺得害怕，這令人如此不愉快，但每次拒絕時，都會體驗到這種恐懼的緩解，這就是強化（reinforce）。消弱作用永遠不會發生，因為當遠離高處時，恐懼和因為這種恐懼產生的緩解，都將會繼續存在著，就算其實不曾從高處墜落。

無論如何，學習有時正在發生中，即使你沒有意識到。一個孩子可能沒有意識到媽媽在星期五時容易煩躁不安，在漫長一星期結束之際，都沒有家中成員的支持，他對媽媽的脾氣或總是在星期五上桌的魚（他們是信奉天主教的家庭）[13]感到害怕。最後，孩子對於吃魚這件事產生了恐懼。

另一個微妙之處在於，**與動物正好相反，人更瞭解環境背景。一隻狗可能被訓練**

在你每次拍手時用某種方式做出反應，而人類則知道拍手時，帶著冷冰冰的凝視和露出溫暖微笑之間的差異性。因此，與動物相比，要瞭解人們對於制約的反應要困難許多。

在這種環境背景下，我認為最重要的學習形式是習得性無助（learned helplessness）。

回到籠子裡按下按鈕的那隻老鼠身上。在按下按鈕時，如果有時給牠食物，而有時卻給牠電擊呢？或者有時給牠食物，有時不給呢？或者，有時牠得要每分鐘按下一次按鈕才能避免被電擊，但有時又是每秒一次才能避免呢？欠缺前後一致的規則，這隻老鼠只學到一件事：不管做什麼，最終都不會產生任何影響。對於會發生的事，完全無法控制，無能為力。

如果把老鼠從籠子裡放出來，讓一隻凶猛又飢餓的貓進入這個空間，老鼠會有奇怪的行為舉止。牠就只是坐在地板的中央，顯然被嚇得目瞪口呆，任由自己被吃掉。

老鼠已學會了無助以對，知道不好的事情會發生，並且無力避免。獨裁統治下施行酷刑的拷打者，在他們的基本訓練中，學會了這項原則。不要老是毒打你的受害者，有時對他們好一點。讓他猜不透。教會他一件事：發生在他身上的事，他無能為力。如此一來，他便會失去了個人意志，只知道無力和恐懼。

孩子需要知道這是一個可預測的、可控的世界，做的事都能產生重大的影響。如果做不到，他學會的將會是無助及恐懼。要做到這件事，你不必太殘忍，只要保持前後不一致、不可預測即可。誰說教孩子很容易呢？

人生中糟糕的學習經驗，特別是幼年早期時，會導致你對事物的認知上有扭曲的看法。心理學家亞倫・貝克（Aaron Beck）描述了長期患有重度憂鬱症的人有「憂鬱認知三角」（Negative Cognitive Triad），但事實上，患有焦慮症的人在認知上也同樣扭曲。**這裡的三角是指對自己、這個世界，以及未來的消極看法**。如果你一開始就預想最壞的情形，你不但會對許多事感到恐懼，也會傾向於避開它們。你傾向預期最糟糕的狀態，都是想像力構築而成，會將小問題看成重大的災禍。

從心理分析的角度來看，焦慮是因為心理衝突而產生，大多是童年時期的經驗所學會的。在此，我不會討論這些理論，因為我對於如何應對焦慮症的建議，並非基於這些理論。但這並不代表這些理論不相關，只是它們並非本書要談的內容。不過，我要說的是：**面對相互衝突的需求是極大的壓力**。

如果你有一份耗費精力的工作，那就足以令人焦慮了。承擔許多的家務瑣事及家庭責任也是如此。如果兩件事都有，那麼一天中的時間或精力，都不夠來完成所有事情。你的種種需求彼此衝突，而這些相互衝突的需求，讓你承受的壓力不只是兩倍，而是十倍。你是否曾想過，當代社會的女人仍要背負過多的家務瑣事及家庭責任，而女性比男性更普遍患有焦慮症的原因是什麼？

認知失調帶來的焦慮

認知失調（cognitive dissonance）這個詞彙的定義，就是理想自我與真實自我之間的差距。如果你的理想就是達到盡善盡美，具體來說，當你覺得自己應該實現理想典範時，那你也同時因為屢屢受挫和失敗而譴責自己。任何所創辦的職涯事業，都無以避免地伴隨著恐懼，因為你知道自己不可能會成功，就以消極的自我批評來應對失敗。一個瘦小的男人正在舉啞鈴，因為他的理想自我是超乎常人的大塊頭。但他永遠不會成功，因為他原先的體態就不是如此，而他在社交場合中感到焦慮，因為他覺得人們都在評判他的外表。他忽視自己許多良好的特質和才能，只是一心尋求自己無法擁有的，像是如國際橄欖球運動員的體格外表。

研究人員發現，設立更為實際並可實現的目標、準確的自我形象，可減少認知失調，是一切有效心理療法的核心特性。

面對人生事件和共鳴

如果逆境讓你變得更強大，那就太好了，但根據我的經驗，事實並非如此；不幸的事會讓人更容易受到傷害，尤其是未來面臨類似狀況時。人生中的逆境發生得越早，影響就越深遠且持久。童年時期曾歷經不幸的人面對未來，總會做最壞的打算。他們對自己過往的經歷感到恐懼，無論是真實發生或象徵性事件。

蘇珊的父親個性令人難以捉摸，很多時候很慈愛，但也常發脾氣。蘇珊十二歲時，父親突然不幸地死於心臟病。對於她的韌性以及接下來數個月裡他所給予母親的種種支持，大家都印象深刻，儘管她的母親難以消化自己的悲傷，並沒有太多的愛或溫暖可以給予孩子們，他們幾乎必須自己照顧自己。蘇珊很保護年幼的兄弟姐妹，在學校時也比以前更加努力。她是一個值得信賴的人。二十年後，蘇珊的職業生涯表現不錯，但近期公司傳出裁員的消息。協助她照顧孩子的母親摔倒並弄傷了腳，這表示蘇珊必須在短期內設法找到另一個解決方案。在工作及家庭之中變得越來越焦慮，導致工作上的表現不佳，與丈夫的關係也變得緊張。

這裡發生了什麼事？失去父親，不等同於失去工作或預期要失去孩子照顧人的困境，對吧？嗯，不是的，這裡指的並非字面上的意義，而是象徵性意義。這裡的所有事件，都是因為欠缺確定性、欠缺壞事與失去不會發生的情理。蘇珊預期自己會失去工作，因為恐懼而讓自己無力又氣餒，因為失去是她在成長過程中所經歷的事。這種恐懼的表現形式是在家中時易怒，因而產生的精神緊張會減少她能獲得的支持，這又進一步增加壓力。如果她在童年中不曾發生重大的失去，有持續的可預見性、界限和愛，她就能以更好的狀態承擔目前面臨的困難及威脅。沿著這種方向來，**負面的經歷，特別是在人生早期，會放大象徵性相關影響，從而引發「共鳴」（resonance）。在某種情況下，如果你體驗到的恐懼比其實際狀況更大，這有可能是因為它與過去的事件產生了共鳴。**

無可避免的世界種種變化

現代生活比過往更加複雜了，這是不爭的事實。重點不是壓力的多或少，而是我們面臨的壓力發生了變化。這就是重點所在，改變本身就是一種壓力。商界領袖及政治家們要不就不懂，要不然就是故意忽視這一點。領導者往往像小狗一樣。當你帶你的狗來到一個新花園時，牠一定要四處小便來做記號，表明這是牠的地盤。領導者看來似乎越來越有這麼做的需求了。

當一位新官上任時，他必然會更動一切，大概是為了顯示這個企業／地區／國家或任何事物都是他的。根據我的經驗，在這方面男人比女人更糟糕（我知道這是一種概括歸納，但這只是我的個人看法）。不幸的是，這給每個人帶來了更大的負擔。隨意的憤世嫉俗者找到了繞過系統的方法，實際上變化很小，似乎順從；雖然誠實、勤奮的審判者試圖一字不差地執行他們的領導命令，但一路上壓力越來越大，而且經常出現在我辦公室裡的焦慮症患者身上。

改變不是無以避免的；任何不與時代一同與時俱進的新企業，將會面臨失敗。但是，投入種種的改變都要小心謹慎，也確知若貿然強制進行改變可能會造成哪些傷害。

近年來最大的變化之一是科技。像我這樣的老頭子往往會抵制這種作法（你不會在臉書或推特上找到我的），但年輕人做不到。這就是這個時代的生活方式。成長過程中都一直有iPhone、Android及相關科技產品存在的一代被稱為「i世代」（iGen）[14]。

他們似乎確實比上一代患有更嚴重的焦慮症，其中大部分似乎可歸因於社交媒體。要在臉書頁面獲得他人按讚的壓力很大，而網路霸凌比在公園遊戲區惡意推人容易多了。在一項研究中，將i世代分為兩組，其中一組停止使用社交媒體三個月，另一組則是繼續正常使用。不使用臉書等社交媒體的那群人，明顯減少了焦慮和沮喪的程度，不過在恢復使用智慧型手機的幾個星期內，又回到與另一群持續使用社交媒體同儕的相同狀態。其他的研究人員也研究了限制上網時間及使用社交媒體的影響，發現同樣有說服力的結果。

什麼事會讓焦慮變得更糟？

一旦焦慮開始之後，它就會以自己為食。**焦慮，尤其是因為焦慮產生的身體症狀，不僅可怕且令人討厭，還會形成一種對害怕感到恐懼的急遽惡化。**這情況在恐慌發作時最為明顯。任何曾經歷恐慌發作的人都知道有多麼可怕。但有其他的種種因素會讓早已存在的焦慮持續並加劇。

迴避是我們對恐懼事物的自然反應，但它也是滋生焦慮的燃料。如果你被一隻狗咬了，就可能對狗產生恐懼症，只是為了暫時避開狗類。避開牠們的時間越長，恐懼症就會越嚴重。無論如何，對事物的迴避可能會導致人們所擔心的一些問題。假設，害怕自己心臟病發作，焦慮便會導致呼吸困難，有時甚至會導致胸部的痙攣性疼痛（因為胸部的肌肉緊縮）。避免運動，因為運動往往會帶來這種感覺，讓人覺得好像要心臟病發作了。因此，體重增加了，而得到心血管疾病的風險也隨之增加。

因此，有可能的話，盡可能要避開你的迴避。如果你有嚴重的焦慮，特別是與某些特定事物相關時，這種改變最好以循序漸進〔系統脫敏療法（systematic desensitization）[15]，請參見Chapter 7〕的方式進行，但某些事物如果讓你只有輕微的焦慮，而接觸該物體或情況時，不會有過大的壓力，那麼就請這樣做。例如：如果因為曾經發生過一次小事故而不喜歡行駛在繁忙的高速公路上，請盡量別讓自己完完全全地避開上高速公路這件事。在情況合理的狀態下，也偶爾開上高速公路吧。

酒精是我們最常用的鎮靜劑。但問題是，酒精是非常糟糕的藥物。有效的藥物產品也會具有預期的效果，只有少數幾種並相當輕微的副作用，也是安全又有效的劑量，並且幾乎沒有或完全沒有藥物耐受性（意味著不會因定期服用藥物而失去其效果）。在這些測試中，酒精都表現不佳。是的，酒精在某些情況下能減少焦慮，但並不可靠。我們都知道，如果你喝得太多會有什麼樣的後果，那情況一點也不好看。頻繁地過度飲酒或多或少都會傷害身體的每個器官和系統（在此我不會詳述，但如果你想瞭解更多內容，請參閱我相關主題的著作《我只想喝一杯》〔*Dying for a Drink*，中文書名暫譯〕）。

更重要的是，在焦慮的背景下，酒精不僅會隨著時間流逝而失去效力，就長遠來看，酒精實際上會讓焦慮更加惡化。而且是嚴重的惡化。圖三說明了這一點。每當你喝下一杯酒時，焦慮都會減輕，但你沒有注意到的是，當效果消逝時，你的焦慮程度又會再次上升，不是回到你喝酒前的水準，而是稍微高了一點。每次飲酒時所增加的幅度都小到不會引起你的注意，但隨著時間的推移，如果每天大量飲酒，焦慮程度就會不斷地上升。「喔，但酒精是唯一可以讓我冷靜下來的東西。」你這麼說。是的，

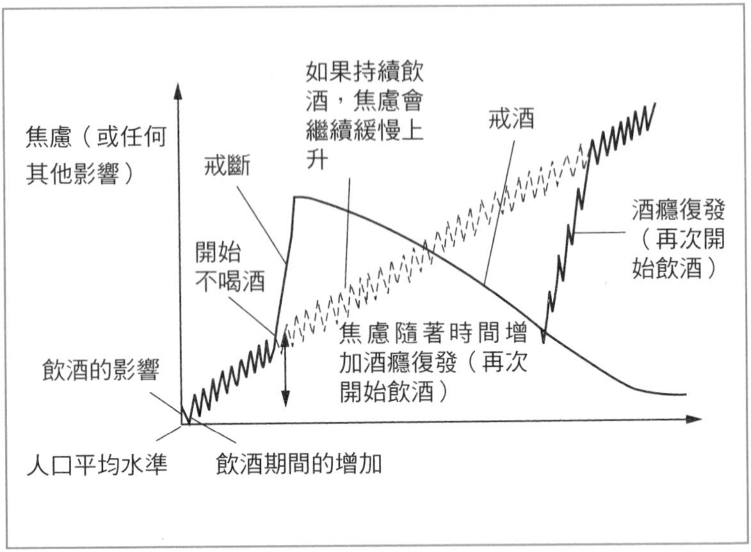

圖三　相對歷程（The opponent process）[16]

在短時間內的確如此，但長時間下來只會造成反效果。你說：「不是這樣的吧，因為上次我停止飲酒後，我又變得特別焦慮了。」對的，你會如此，因為你正受到酒精的戒斷症狀所影響，其中的症狀之一就是焦慮加劇。從圖三中你可以看得出來，這只是短期的。如果你戒酒超過一至兩個星期，你的焦慮程度最終會恢復至開始飲酒前的水準。我之後會回過頭來討論這一點，但如果你對於酒精有嚴重的依賴，不要試著在欠缺醫療人員協助的情況下，突然停止飲酒。相反地，適度地飲酒，一天最多飲用兩至三個單位（指五百六十八毫升的啤酒，或兩小杯的葡萄酒）、沒有每天飲酒的話，就不太可能造成什麼問題。

與酒精一樣，有些減輕焦慮的藥物也有類似的問題，儘管酒精是最糟糕的藥物之一。就長遠來看，服用鎮靜劑如地西泮（Diazepam，又稱煩寧〔Valium〕），或蘿拉西泮（Lorazepam，又稱安定文錠〔Ativan〕）往往效果不佳。隨著時間的推移，它們的療效會逐漸下降，而在長期使用後突然停藥，焦慮也可能反而增加。

短期使用是沒有問題的，但如果有長期的嚴重焦慮，短時間內服用鎮靜劑並不能解決任何問題。其他藥效更強的藥物，具有更嚴重的成癮可能，其中包括嗎啡和海洛因等有鎮靜作用的藥物、俗稱K他命的氯胺酮（Ketamine）等非法鎮靜劑，以及巴比妥類藥物（Barbiturate）和氯甲噻唑（Chlormethiazole／Heminevrin）等使用時間悠久的鎮靜劑。對於大麻，我不是太確定。它似乎沒有我上述較大的問題，但效果並不可靠。我曾看過有些人在食用大麻後焦慮急遽惡化。奇怪的是，一些患有焦慮症的人服用安非他命或古柯鹼等興奮劑，認為他們需要一種「興奮感」來增加信心。但興奮劑會使焦慮變得更為嚴重。

有另一組與眾不同的藥物為「選擇性血清素再回收抑制劑」（SSRIs），SSRI抗憂鬱藥物是一系列的抗憂鬱藥物，它似乎對焦慮有持續的療效（在開始用藥的兩星期後，有時候焦慮會增加），至少對某些人而言是如此。只有當你允許這些藥物成為你的焦慮唯一解決方案時，問題才會產生。稍後會進一步詳細說明。

可以消除疑慮的安慰及保證（reassurance）會讓人上癮。它本身無害；偶爾也可以幫助你面對恐懼，但依賴這種安慰也會產生一些類似藥物依賴的問題。得到的越多，需要的就會越多。問題是，這種慰藉往往會突然消失，適得其反地導致焦慮增加，類似於藥物戒斷的症狀。

邁克患有健康焦慮症。他的朋友艾德是一名護理人員，他經常向邁克再三保證，他的症狀不太可能代表什麼嚴重的疾病。邁克覺得艾德的安慰令人感到欣慰，但他開始越來越需要這種保證。後來，他一天要打好幾通電話。艾德盡最大努力要他的好朋友，但漸漸地，對於邁克所提出的要求，他感到精疲力竭且怨恨，有一天，他突然收回給予對方的支持，讓邁克無法實際面對狀況或讓他的恐懼得到控制。

就和其他的事物一樣，如果不會讓事情惡化，就必須節約並審慎地使用這種安慰及保證。

注釋──

3 正腎上腺素是人體處理壓力的荷爾蒙，影響腦部控制注意力和情緒反應的杏仁核。

4 GABA為大腦內重要神經傳導物質之一，主要功能為放鬆神經，使腦部呈現放鬆的狀態。

5 血清素又稱「快樂荷爾蒙」，能抑制疼痛、幫助血液凝固和止血，及協助做細胞修復。是掌管睡眠的荷爾蒙褪黑激素的主要成分之一。一旦缺乏就易失眠，造成免疫系統低下、加速老化等。

6 Ouija board，這種寫滿英文字母和數字的「通靈板」又稱「靈應牌」，可能起源於古代巫術，目的是讓使用者能與鬼魂對話。

7 講述教學法是歷史最久、最廣為使用的教學法，由教師主導並以口述語言向學生傳授知識。

8 又稱為觀察學習（Observational learning），是指藉由觀察他人的行為而發生的行為或態度學習。

9 古典制約、操作制約是行為學派的兩大學習類型。古典制約是一種關聯性學習，學習歷程重在個體被動的接受刺激並作反應。

10 操作制約又稱為工具制約（instrumental conditioning）或工具學習。強調個體在學習情境中需要先主動積極的反應，有相對應的「增強物」產生，經由增強作用使反應與情境中的刺激產生聯結。相對於古典制約中學習刺激與反應之間的關係，在操作制約中則是學習反應與報酬之間的關係。

11 Extinction，指「消弱」或「消弱作用」，指已建立的制約反應未逐漸減弱甚至不再反應。

12 Negative reinforcement，又叫消極強化，指移除原有的消極、不愉快的刺激，使行動者特定行為增加。

13 羅馬天主教為了紀念耶穌死亡的神聖星期五，星期五不吃紅肉但可食用海鮮，尤其是魚。

14 一九九五年後出生的年輕世代，該世代集體的心理狀態對於網路有全然的依賴。

15 又稱為漸進式暴露療法（graduated exposure therapy）的一種認知行為療法，程序是逐漸加大刺激的程度。主要是誘導求治者緩慢地暴露出導致神經症焦慮、恐懼的情境，以心理的放鬆狀態來對抗這種焦慮情緒，從而達到消除焦慮或恐懼的目的。

16 美國心理學家所羅門（Richard Solomon）於一九七四年提出。當正面情緒持續出現後，中樞神經系統會降低快樂強度來調控，負面情緒亦然。一開始嘗試高空跳傘的人一開始往往十分恐懼，但成功落地後卻會處在亢奮的狂喜狀態。痛苦的消失能帶來愉悅，而快樂的減少則會引發更巨大的哀傷；這種苦盡甘來、樂極生悲的情緒現象稱為「相對歷程理論」（Opponent Process Theory）。

CHAPTER 3

焦慮症有哪些症狀？

除了在Chapter 1概述的各種焦慮症外，焦慮是許多種疾病會出現的症狀之一，無論是生理或心理上的疾病。基於這個原因，突如其來、預期之外，而且沒有理由可解釋的焦慮程度增加時，就應該要去找你的全科醫生。

話雖如此，相較於因為身體疾病引發焦慮的人，對於健康狀態的焦慮卻毫無病理依據的人多上許多。如果你的醫生確信你的症狀背後沒有重大的身體病變，那麼擺脫症狀的最好方法就是尋求心理治療，並接著進行更多的心理治療。然而，最重要的是意識到焦慮是其他疾病的症狀之一，因為，治療焦慮通常可以改善你接受其他疾病治療的反應。

健康狀況

對你而言，你可能很難區分是因為焦慮產生或健康狀況對身體造成影響。舉例來說，如果你的甲狀腺（thyroid gland）機能亢進，或較不常見的狀況是腎上腺（adrenal gland）過度活躍，這可能就會產生心悸、心率加快及出現恐懼感等症狀。許多患有心房顫動（atrial fibrillation）的人並不知道自己的心跳不規律，儘管他們曾經歷類似焦慮時產生的心悸。呼吸困難是焦慮和恐慌的症狀之一，卻也是呼吸系統疾病和心臟病會有的症狀。手腳麻痺或感到刺痛可能反映了焦慮，或較少見的神經系統疾病。腹部不適及脹氣有可能是焦慮症或許多腸道疾病的症狀。這裡的重點是，你或許無法確定症狀的起因為何，但你的醫生能很輕易地判斷是焦慮或潛在身體疾病所引發的症狀。如果他接下來建議你進行心理治療，這並不表示他不理會你的症狀，或將這些症狀記錄為「胡思亂想」。舉例來說，已有充分的證據顯示，減少心臟個案者的焦慮能顯著地改善他們的治療效果。

精神疾病

如先前的說明，心靈及身體之間沒有真正的區隔，所以要批評我對身體疾病及精神疾病加以區隔的方式有誤，這也是合理的。然而，兩者依照常規是所區隔的，這就是我將兩者區隔的原因。

幾乎每一位患有重度憂鬱症（憂鬱症、臨床憂鬱症[17]）的人都患有焦慮症。焦慮只是一種症狀，還是這種疾病的一項核心因素？抗憂鬱藥物是否主要透過減輕焦慮來有效治療重度憂鬱症？我不知道這些問題的答案是什麼，但在我治療憂鬱症患者的這幾年之中，我一直很清楚明白的是，降低他們的焦慮水準是治療的當務之急。有些人看起來並不焦慮，例如患有所謂的「遲發性憂鬱症」（retarded depression）[18]的那些人，這種憂鬱症導致他們幾乎對社交活動全然退出且不參與，但這只是因為他們極度缺乏能量和動力，讓他們無法表達自己正在經歷的恐懼。這些患者一旦康復後，他們告訴我，生病時，壓倒性恐懼也等量地夾帶著信心喪失與絕望。

患有雙相情緒障礙症[19]（過去稱為躁鬱症）的人蒙受巨大的情緒波動，從極度興奮到極度憂鬱，每個階段有時會持續數個星期。毫不意外，在憂鬱階段時，患者會因焦慮所苦，但即便處於亢奮階段，焦慮也可能是一個特點。高漲的情緒有時還伴隨著激動、煩躁、易怒及失眠，但特別是在狂躁至憂鬱的過渡期中，還會出現恐懼。

在精神分裂症等精神疾病中，焦慮同樣又是一個明顯症狀。事實上，受到這些使人衰弱的疾病所苦的患者們，似乎是現在最焦慮的一群人。對於一些患有被害妄想症狀的人，這又進一步加劇了他們的恐懼。降低焦慮水準對於成功的治療又更至關重要了。

有極端人格發展（有時稱為人格障礙）的人往往因焦慮所苦。其中有一個類別為「邊緣型人格障礙」（borderline personality disorder），特點是情緒強烈且不穩定、各種人際關係上的不穩定性、反覆發生的危機狀況、有一種空虛感，或一種爆發性情緒或自我傷害行為的傾向。不出所料地，這些人所面臨的大部分痛苦都是由焦慮所引起。

焦慮是疾病的一個因素

正如先前所提及，焦慮是一種正常的適應性情緒（adaptive emotion）。但長時間、擁有太多的適應性情緒是一種毒害。長期的嚴重焦慮會導致身體的一系列變化，但一件好事也沒有。特別明顯的是，血壓會升高、血糖會升高、肝臟將脂肪釋放至血液之中、胃酸水準升高、腸道變得越來越活躍，最終造成身體發炎。正如我在Chapter 1中所說，荷爾蒙的變化會強化這些影響。此外，為了應對焦慮而發展出的行為，例如：戒斷、缺乏運動以及過度食用食物或飲用酒精，也會加劇這些變化。因此，正如你所看到的，心臟病、中風風險、第二型糖尿病（Type 2 diabetes）、胃潰瘍和一些腸道疾病，包括大腸激躁症（irritable bowel syndrome，ＩＢＳ），背後主要成因就是長期的嚴重焦慮。同樣地，克隆氏症（Crohn's disease）和類風濕性關節炎（rheumatoid arthritis）等發炎症狀，對於焦慮水準的升高極為敏感。同樣地，患上這種疾病會非常令人焦慮，因此形成了一種惡性循環。

有時被稱為「醫學上無法解釋」的一組症狀，位於焦慮既是症狀也是原因的區塊。有些疾病，例如：慢性疲勞症候群（肌痛性腦脊髓炎，Myalgic Encephalomyelitis，簡稱ＭＥ）、纖維肌痛症（fibromyalgia）和大腸激躁症，是真正的身體疾病，但重度憂鬱症也是如此。在引發這些疾病和作為疾病的症狀方面，焦慮都扮演重要的角色，就如同這裡所列出的其他疾病一樣。我再說一遍：**身與心、精神與身體之間並無區隔。沒有什麼是出於憑空想像，你的痛苦再真實不過，但這並不代表你的焦慮不重要，或減少焦慮是無關緊要的事。**

你可能想知道我為什麼要告訴你這一切，因為目的是讓你不那麼焦慮，而不是更加焦慮。不過，我很想表達的一點是，一切都是相互牽連的。為了治療身體疾病，如果你已採取了一切的醫療措施，或者醫生已採取一切合理的措施來找到症狀的根源，你仍有其他的事可以做。其他的事就是指可以降低焦慮程度的事。

注釋——

17 Clinical depression，生活中的憂鬱若未適當處理，拖延久了會影響生活，嚴重一些就會成為「臨床憂鬱症」。若是外在環境或人為因素引起，例如：人際關係的問題、工作壓力、至親過世等。症狀有：

食欲不振或暴飲暴食、失眠、體重持續下降或增加、精神不能集中。

18 「遲發性憂鬱症」是思維和行為遲鈍為特徵的憂鬱症，在臨床上通常與躁鬱症形成對比。

19 bipolar affective disorder，雙相情緒障礙症的「雙相」是指病人情緒在「躁」及「鬱」兩種狀態之間擺盪。

CHAPTER 4

談談那些不焦慮的人

你可以從任何人身上學到一些東西。每一個人，即便是最不喜歡或最不敬重的人，只要留心注意，都有可以學習效法之處。因此，如果過於焦慮，如果感到太害怕，你應該先看看那些不太恐懼或欠缺恐懼的人，接著，看看那些顯然害怕，但能夠好好控制恐懼的人。

前面這一組，這些完全不會感到焦慮的人，就是反社會人格者（精神病態〔psychopath〕）。這些人幾乎沒有任何的情緒感受，但這並非出於選擇，因為他們就是無法感覺。這往往是由於遺傳、令人不愉快的人生經歷，以及童年時期缺乏任何關於道德觀（或其他任何事物）的持續教導等的綜合結果。他們沒有良知、沒有同理心、沒有焦慮，也沒有是非的辨別能力。他們只看得見機會和衝動。

反社會人格者無法從他們的錯誤中吸取教訓，因為做到的前提是要有內疚、後悔或悔恨的感覺，以及能同時考量行為與後果的能力。操作制約（請參照Chapter 2）則不適用於反社會人士格者上。如果反社會人格者傑克一拳打在比爾的臉上，告訴他不應該這樣做或這是錯誤的行為，甚至一一指出他對比爾所造成的痛苦及折磨，都是沒有意義的。他會很困惑，而且回覆你類似：「你為什麼老是要指責我？比爾擋住我的路，這讓我很不方便。我想打他，所以我就打了。」如果你想的話，你可以懲罰他，也可以把他送進監獄裡，但我保證，一旦出獄了之後，下次有人擋路時，同樣的事件仍會再次上演。或許，你認為欠缺恐懼的反社會人格者一定會是好士兵，但就我所知，軍方非常小心謹慎地要將這些人排除在外，因為傑克很有可能會開槍射殺他的指揮官，只因為他是自己的敵人。

從傑克身上，我們可以學到什麼？他處於光譜的盡頭，一端是他，另一端則是患有嚴重廣泛性焦慮症的患者。社會強烈要求大家恪守社會規範，並要求參與合作與讓步的交流規則，而我們不想像傑克一樣，他是喪失能力的人，無法在社會中有效發揮作用。我們需要轉移到光譜上的中心地帶，我們會有一些恐懼，但也不會太多，或不會總是讓自己身處於出了差錯的情況。這種感受以及你對此的反應需要配合情況。你需要控制自己的情緒。

我曾經治療過許多士兵。他們幾乎都是有戰鬥力的勇士，大多數人都曾因為自己的英雄氣概而身陷危險之中，還有些人因為英勇行為獲得獎章。事實上，這顯示一件事，越是英勇的軍人，最終越可能需要像我這種專業人士的治療。這些男人和女人並不是毫無恐懼，而是早已學會在激烈戰場上控制恐懼的方法。他們如此成功的事實，意味著所經歷的創傷遠超出他們能承受的不幸，因此受到的影響與別人一樣多。他們的勇敢源自於一種能力，就是能暫時將恐懼擱置一旁，好完成該做的事，那就是行使選擇的權利，而不是被恐懼所控制。他們和自己面前的敵人打交道，而不是考慮行為可能造成的傷害或死亡。基於某種原因，他們早已養成在必要時刻留在當下現場的能力。

切換主題到比較輕鬆的事，我非常擅長預測誰將在重大體育賽事中獲勝，例如：高爾夫或網球聯賽，及國際板球競賽等。贏家往往不是技術最為嫻熟的那些運動員。在灰燼杯板球巡迴賽（Ash Test）[20]中三小時、二十回合制的緊湊賽事，或在公開賽的最後一輪中獲得一球領先時，所需要的並不是獲勝的意志。我們都想獲勝，而我們之中有些人太想贏了，擔心自己可能無法做到，以至於被焦慮搞得不知所措。不，主要的贏家都是那些能夠接受自己偶爾會失敗的人，他們因此才能全力以赴，一球又一球、擊出再擊出，而不進一步預期結果。在輸了溫布頓網球錦標賽的決賽後，原本被大家預測會獲勝的鮑里斯・貝克（Boris Becker）被問到是否感到沮喪消沉。他這麼回應：「不，我已盡了最大努力，但今天的結果並不如我所願，明年我可能就會贏了。」而他確實做到了。

接下來，我們來看看漫不經心、自私或堅持己見的這一大群人。我要說的，是這輩子都橫衝直撞的那些人，顯然沒有意識到要關心他人的需求、感受或想法。顯然地，他們看起來不太焦慮，因為他們不在乎自己所說的話或行為會讓他人有什麼看法，不管有多麼愚昧無知。他們說話總是太大聲，說話時也不會等待對方的回覆，侵犯別人的空間，並且無視於社會禮俗。這個人在列車上（在一個安靜的車廂之中）用手機大聲地說話，讓人無法專注於正在閱讀的東西，這種人也會在最後的關頭時直衝，並停入你已等待五分鐘的停車位。

他總是社交活動上的靈魂人物，並支配著很不幸有他在場的所有社交場合。事實上，他確實會有焦慮的感受，但往往只因為他不確定是否能得到自己想要的一切，或者你是否沒有注意到他。我會盡一切可能避開這種人，但讓我驚嘆不已的是，他們總是能安然脫逃而不用承擔後果。他們的人生策略似乎成功奏效，至少對他們而言是如此。他們能為我們上的這一堂課相當明確：**我們需要在意他人，但不要太在意。如果我們能更大膽一些、多一點冒險精神，並少一點警戒心，就可能有更大的成就，也享有更多的樂趣。**

接著我要來談談的是那些「冷靜沉著的人」，那些看似無憂無慮、輕而易舉地就度過難關的人，面對危機時不會有亂七八糟的頭髮，也不會大汗淋漓。吉姆從來不會沉不住氣，總是能掌握並緩解最棘手的情況，儘管外表並不出眾，但似乎能吸引不分男女的各種朋友。他是怎麼做到的？然而，某種程度上，可能吉姆本來在性格上就充滿信心，焦慮程度較低，但他能成就這樣的神態舉止，主要是透過學習和努力不懈的結合。

他其實可能比表面上看起來更為焦慮，因為他需要獲得他人的認可來彌補自卑或不足的感覺，所以要讓自己看起來冷靜又自信。我見過許多看起來非常沉著、冷靜又自信的人，但他們的不安全感和焦慮只會在我私密的諮詢室裡展露。別總是相信你所看到的表象。另一方面，即使他以前內心缺乏信心，只要裝出自信來行事，吉姆很有可能會隨著時間增加自信、減低焦慮，因為「你會成為你行事的方式」的原則（請參見 Chapter 2）。

如果吉姆的焦慮水準真的比較低，有可能是他早期年幼的人生階段所習得的結果。很有可能的原因，是他的父母一直都很愛他，並教導他無論做了什麼或未達成什麼成就，他都很優秀。這並不代表他做錯事就能免責，但即使因懶惰或行為不良而被責罵，他也從未感到懊悔或覺得自己是個糟糕的人。對家長而言，這是一個困難的平衡：如何教孩子好好努力並成為一個好公民，同時還要學習「我沒事、我很好」。如果吉姆的父母無法達到這種平衡，他之後可以透過友善又有愛的友誼、人際關係，以及其他正向積極的經驗來學習。如果他有宗教信仰，有一些教會能夠提供支持及培育環境。不過要謹慎選擇，我曾在教堂裡遇見我所見過最善良及最惡劣的人。

最重要的是，吉姆非常努力要讓自己保持鎮靜。多數冷靜沉著的人非常努力要讓自己看起來不錯、表現從容。大多數的人都無法獲得現成的平靜及安穩，那不會從天而降，得自己主動找尋。

說到這裡，讓我想到那些身為「禪宗信徒」的人。我所指的，並不是能夠將腳高抬至頭頂的佛教僧侶或瑜伽擁護者，儘管這些人顯然非常擅長做到讓自己平靜的狀態。我指的是那些能夠以自己的方式面對人生、時時刻刻都體驗當下的人，而不是抗爭、抱怨或試圖要控制人生各個層面的人。我的朋友蘿蕾塔總是能夠面對瑣細的挫敗，像是打高爾夫球時擊出很爛的一球、面臨重大危機，如同面對癌症的恐慌，她同樣是以無奈的微笑並聳聳肩來面對。她一向如此嗎？我不這麼認為。她一直很努力。你能學會沉著平靜嗎？是的，你可以。請繼續讀下去……

注釋——

20 在英國及澳洲之間舉辦的兩年一度板球對抗賽，通常由最近在該項賽事獲得冠軍的隊伍舉辦。

PART

2

因應方式及治療

CHAPTER 5

試著控管焦慮——首要階段：生活方式的改變

在接受焦慮的治療之前，有許多可以先進行的事情。這並不表示去見全科醫生的行程要延後。許多醫療保健單位所提供的心理治療都有長長的等候名單，所以現在就先著手開始也無妨。但與此同時，有許多事項你可以先著手進行。如果都已經買了這本書了，那麼我猜你所關愛的某人正遭受嚴重且長期的焦慮，造成巨大的痛苦，並缺乏快樂、滿足及成就感。這大概就是大部分人生所要面對的，所以花一些時間及精力來改變所能做的事情，當然這很值得去做。以下是你可以自行學習的一些技能及習慣。這些事可能看起來沒什麼，但都能造成實質影響。在開始進行任何的特定療程之前或同時，請進行這些事項。

運動

有大量證據顯示，運動具有抗焦慮的作用。這一點也不奇怪，因為焦慮下的物理效應會促進你的體能活動。有氧運動（任何可以提高心率並讓人有點喘不過氣的運動）會消耗腎上腺素並使下丘腦沉靜下來（請參見Chapter 2）。此外，運動會刺激腦內啡的釋放，進而帶來更沉靜的心情及幸福感。

如果已經長久沒有定期運動，一開始便需要循序漸進，或許也向醫生尋求建議，特別是有長期健康問題的話。但無論如何都要開始運動。假設你不是年老長者或特別體弱，醫生也沒有建議避免運動的話，請從每天半小時左右且較為緩和的運動開始，每個星期運動五次都是恰當的。快走也行。隨著身體狀態更加健康，可以逐漸增加時間及強度。關於這件事，需要嚴守紀律。你總是找得到好理由說明自己為何沒有空運動，特別是當有忙碌又緊張的生活形態，但如果要讓這件事奏效，就必須把定期運動作為優先考量。

退休前，我每天下班後都會穿上跑步裝備去慢跑，這是我回家後的第一個行程。重要的是要有一個優先進行的例行公事。不要讓這件事留著當下才決定。在辛苦工作一整天後回家，如果你問自己：「我應該穿上運動裝備去慢跑，還是為自己倒一杯琴通尼，然後收看最喜歡的節目呢？」我想，我知道哪一個決定會獲勝，絕對不是上街跑步。

當身體不健康時，運動並不那麼有趣，但是，如果持續鍛鍊，你會發現自己喜歡運動，並注意到焦慮逐漸減少。如果你需要更嚴謹的結構及目的性，請務必上健身房，並找一位教練，或者選擇一個運動項目（顯然地，這並不包括擲飛鏢或打撞球）。不管是什麼運動，都要定期進行。

習慣、例行公事及平衡

雖能概括說明，但一般而言，患有焦慮症的人在意的事物太多了。他們在意自己是否做了對的事情（永遠都是如此）並且也會將事情做對（並且完美），在意他人如何看待自己，也在意掌控在手上的事物必須萬無一失。問題在於，試圖要緊緊掌控人生或約束他人，就像試著徒手抓住鰻魚般，只會把事情搞得一團糟，還有可能傷害到自己。

最終，除了造成恐懼又讓自己精疲力竭外，還沒有什麼成果。所以一個關鍵的起點就是**管理自己的焦慮，試著放下一些事。我知道這聽起來不太容易，但正如我先前所說的，如果改變了自己的行事，個人也將有所改變。放手意味著少做一些事，這不**

僅是針對他人也同時指自己。

這代表對於事物減少——核對檢查的動作，無論檢視的事物是什麼。這代表著在優先考慮的單一事物或多項事物上少一些努力。這也代表著在你的生活中尋求平衡，不僅是指工作與生活的平衡，也是和他人需求之間的平衡，在休息、運動和休閒活動之間、在有實際效益的事物及在電視前悠閒放鬆之間的平衡。一切都關乎平衡。

就我的觀察，我發現我有許多焦慮的患者們都忙著要為每個人付出並竭盡全力，以至於不知道如何在生活中尋得平衡。他們非常關心每個人，以至於忽略了自己、自己的需求和期望。所以，這就是需要開始努力的地方。這並不是指你比任何人都更加重要，但你確實也同樣重要。

要在生活中取得平衡的最好方法，就是養成一個常規、習慣。在構建時，加入你真正重視的事物。我以一個比喻來說明。有一位老師向學生展示了一個很大的玻璃罐。接著，他將一些石頭放了進去，接近瓶子的頂端。「這個玻璃罐是滿的嗎？」

他問。「是的。」一名學生答覆了。接著，教授又在石頭旁倒入一些較小的鵝卵石，一樣倒至接近瓶子頂端。「這個玻璃罐是滿的嗎？」他問。「是的。」另一名學生答覆了。接著，老師在石頭和鵝卵石之間倒入一些沙粒。「每次當你以為玻璃罐已經滿了，實際上卻仍有更多空間。」他說明。「玻璃罐就是你的人生。」他接著說。

「沙粒是必須要完成的事，例如：家務和生活必需品、要付的帳單，要洗的衣物等。鵝卵石則是你所關心的人事物、你的工作、對家人及朋友的照顧，及自己的健康等等。石頭是讓你有真正人生意義的東西，實際上就是：愛好、興趣、愛與熱情。我首先放入了石頭，然後再將其他東西都倒入。」接著，他又拿出一個玻璃罐，在罐中裝滿了沙粒。已沒有空間能容納任何石頭或鵝卵石。

「如果你在人生之中無法找到平衡、不將賦予生命意義的事物放在首位，就會發生這種情況。」教授做了這個結論。他是對的。這個故事最終的結論可以自由發揮，就是老師打開一罐啤酒並倒入第一個玻璃罐中。倒在石頭、鵝卵石及沙粒上，剛好填滿至罐子的頂部。這位智者宣稱：「這就表示，無論你的生活有多麼充實忙碌，總有喝一罐啤酒的空間。」雖然只有一罐。

所以要養成一個日常慣例，加入有益的、趣味的、豐富的事物。確保其平衡，嘗試許多不同的事物，而非在特定的單一領域尋求完美。人生並不完美，而你也不應該試圖讓人生完美。對我來說，「很好」已勝過於「完美」，因為它不僅真實且能持續發展。

自行調整你的節奏。人生是一場馬拉松，而不是短跑。在馬拉松起跑前四分鐘內就跑完頭一公里的參賽者，並不會贏得比賽。

試著讓自己擺脫一直取悅他人或獲得認同的需求。很明顯地，我們都需要考量四周人們的感受、意見及建議，但當某人對你感到不滿，而你第一次不設法努力改善這件事的那一天，就是你獲得自由並開始能控管焦慮的那一天。

確保你也樂於將自己的那些習慣推薦給最親近的好朋友。如果不是這樣的話，期望他人接受就是不合理或不良善的，並且是以雙重標準來應對這件事。請進一步思考並調整你的習慣。

咖啡及酒精

咖啡因是與安非他命（「速度」）相同類型的興奮劑（雖然效力較弱一些）。在喝了一杯咖啡或茶之後，它會在你的體內系統中停留數個小時，如果你一天喝上幾杯，體內系統也會積聚許多咖啡因。如果你喝紅牛提神飲料，更會是如此，而多數的可樂及能量飲料也含有咖啡因。許多焦慮的人會喝大量的咖啡和茶來讓自己繼續維持最佳狀態，卻未意識到這可能會讓自己的焦慮惡化。

然後，他們晚上又要喝上幾杯來幫自己關機。問題在於，酒精若是經常性地大量飲用，只會逆轉其原先的作用。你在昨晚喝下的酒，就會讓今天的你更為焦慮，即便你並沒有過度飲用到宿醉的程度。事實證明，即使是五百六十八毫升的一般強度啤酒，第二天也足以增加你的焦慮程度，並足以量化，但如果經常喝到兩倍或以上的量，焦慮就確實會顯著增加。隨著時間移，焦慮會逐漸加劇。你可能沒有意識到這種情況正在發生，因為每當喝了一杯，你都會覺得自己好了一些（短時間內）。不要上當，經常性大量攝取酒精會讓你焦慮。關於這個過程的說明，請參照Chapter 2中的圖二。

如果你長時間攝取大量咖啡因或酒精，甚至兩者都有，請不要突然停止，因為你如果這麼做，在前一、兩個星期內你會感覺到自己的狀態惡化，並且在欠缺醫療體系支援的情況下，突然停止日常的大量酒精習慣有潛在的危險。但是，一定要緩慢且穩定地減少，就有望在幾個星期內戒掉這些藥物。然後，我建議避免咖啡因，並限制自己只在週末時喝一杯，至少在焦慮得到良好控制之前。

放鬆

如果能堅持不懈地進行，放鬆練習的效果非常好，可以讓你的警醒程度大大降低。如果焦慮程度較為嚴重，前頭還有很長的一段路，因此需要時間，但最終仍是值得的。這個練習與我過去著作中出現的練習相同，所以你可能已經很熟悉了。這個主題有許多的變化，重點是要找到最適合的那一種。在市面上有許多可購入的放鬆練習工具，例如：聲音文件、CD、隨身碟或其他的聲音媒體。有些人則是在小組的環境中學習瑜伽技巧並從中受益。有些人發現遵循一套書面指示對他們很有幫助，讓他們能依照自己的節奏和心像（mental imagery）[21]來進行練習。以下提及的只是這項技巧的其中一個例子，但我有一些最為焦慮的患者都發現這方法很有幫助。

無論你選擇的是哪一種方法，關鍵在於頻繁地練習。雖然有許多人很快就學會了，因為許多放鬆練習一開始時就是在浪費時間。這些方法不會立即成效，造成許多人感到幻滅並且就此放棄。有些人甚至一開始就感覺到狀況惡化，因為努力過後面對失敗總會讓情緒更為緊繃。

請堅持下去，因為當你真正掌握這項技巧時，會發現這改變了自己的人生，你做這件事並非為了當下就能從中受益，而是作為對自己未來的投資。從放鬆練習中受益的人，就是無論發生什麼事，每天都至少花上半小時練習，並將放鬆練習放在優先清單上的人。如果你聽說有顆隕星將撞上並使你的小鎮汽化，你一定要想盡辦法爬上山頭去逃難，但還是要等你先完成放鬆練習。

回想起來，兩年多以來我每天都會進行放鬆練習，並不是因為我大部分的時間都異常地焦慮，而是因為我在一次醫學院的重要考試中恐慌症發作，在職業生涯尚未開始前就對其構成威脅。我因此休學了，因為我不得不這麼做，你不能設定放鬆練習已夠好了，因為程度上沒有限制，卻需要大量且持續的練習。在Chapter 9焦慮症的內容中，我將告訴你這個人生插曲的完整故事。以下就是我習得後，就此改變我一生的練習。

放鬆練習

請以二十至三十分鐘進行這項練習。

①找到一個適合的地方進行放鬆。一張床或者是舒適的椅子最為理想，但任何地方都可行，最好是安靜又私密的地方。當你對於練習漸漸上手並發現成效時，就可以在上床睡覺之前進行練習。

②盡量清空思緒。

③進行三次非常緩慢且很深的深呼吸（一次吸氣和呼氣需要十至十五秒）。

④想像一個中性物體，例如：數字一。不要選擇任何具有情感意義的物體或圖形，例如：一個戒指或某個人。讓它填滿你的思緒。在你的腦海中看著它，賦予它一個顏色，試著以立體影像看著它，然後在你的呼吸中重複許多次。持續進行直到它填滿思緒。

⑤慢慢轉換並想像自己處於一個安靜、祥和、宜人的地點或情境中。這可能是一個最喜歡的地方或情境，或者過去曾讓你感到愉快的一個場景。身處其中並注意到所有的感覺，在每一個意義層面上。看見它、感受它、聆聽它，嗅聞它，品嚐它。花一些時間停留在這裡。

⑥慢慢轉換並察覺到自己的身體。注意你身體部分的緊張焦慮。依序輪流拉緊你的每一組肌肉，接著再放鬆二至三次。包括手指、手、手臂、肩膀、頸部、臉、胸部、腹部、臀部、大腿、小腿、腳以及腳趾。特別留意放鬆的感覺，並對照緊張肌肉的感覺。完成後，花一些時間感到這種

放鬆的狀態。如果你還是不能放鬆，別擔心，你現在只是在練習的階段。

⑦如果你是在白天時進行這項練習，請你就慢慢起身並開始做你手邊的事。如果是就寢時間，就躺在床上直到你睡著為止（這是當你擅長的狀態時，若一開始就掛記這件事就會不管用）。

在步驟五中，我想強調的不僅僅是視覺化。這是一種多感官體驗。讓我來示範一下。你正想像著自己身處美麗的加勒比海灘上，太迷人了，但還不夠。風從哪個方向吹來？風是持續的還是輕柔的？太陽躲在雲層之後會是什麼樣貌？會變得更涼爽嗎？烈日下的沙灘及你的防曬乳是什麼味道？這裡是比較細軟或堅實的沙粒？海浪的聲音聽起來如何？你的飲料是什麼口味？草地在多遠的地方開始延伸？這裡有較為矮小粗短的棕櫚樹還是高大的椰子樹？如果是椰子樹，樹上的椰子是棕色還是綠色？

在任何一種感官層面上，都必須要身歷其境。這需要相當多的練習。不要急於執行步驟並記得要練習。它最終都會出現成效，而當這件事起了作用時，將能更有效控制自己的焦慮。

睡眠

這可能是一個棘手的領域，因為許多焦慮症患者難以入睡，但可以做一些事情。如果睡眠對你來說是一個主要問題，請閱讀我的著作《擊敗失眠症：無需費盡氣力即可成功》（*Beating Insomnia: Without Really Trying*，中文書名暫譯），其中的建議比我在此提供更為詳細。以目前來說，我只想要強調，改善睡眠是處理焦慮的一個重要步驟，也涉及三個對良好睡眠至關重要的原則。

首先，請逐漸養成一個持續的日常慣例。試著在每天大致相同的時間用餐、進行其他日常活動及就寢時間。睡眠由生理時鐘支配，盡可能讓日常活動的時間安排固定不變，就能逐漸養成自己的生理時鐘。

其次，要有黑暗。在傍晚時就將燈光轉暗，到了就寢時間時，臥室裡不要有任何液晶顯示器。這代表你要將手機和平板電腦留在客廳。臥室裡不要有電視。你的床頭小燈請使用四十瓦（甚至瓦數更低）的燈泡。不要使用有背光的電子閱讀器。你的大腦會將這些設備發出的藍色光線解讀為日光及一種該從睡夢中醒來的信號。

最後，不要帶著工作或其他任務一起上床睡覺。你無法同時保持警醒又保有睡意，因此工作任務所需的警覺性會讓你在完成後有一段時間無法入睡。盡量只想那些讓你當下感到平靜的美好事物。如果關掉燈後，憂慮、麻煩或任務一直縈繞在腦海中，請在床邊擺放一本記事本及鉛筆，並在這些念頭出現時寫下文字。請預先設定一個早上的時間，讓你查看記事本並思考自己所寫下的內容。到了晚上時，你的大腦就會相信不需要立即解決問題，也會讓你當下就忘記這些事。按照自然規律，你已經將這些問題從大腦移轉至紙上，並也在那當下轉移至第二天的某個時間區段。

解決問題

同樣地，你會發現我另一本著作包括這個部分，因為對於試著要克服各種壓力相關狀況的人們來說，解決問題是一項至關重要的技能。學習如何組織問題，你就已經解決一半以上的問題。如果焦慮是因為許多衝突及難解的問題如潮水般湧向你，你要有自律的條理，就從現在開始。

這些問題的麻煩在於，它們不會一次只出現一個，也不是在你準備好應對的時候才出現，而是在最不巧的時刻出現，就像倫敦的公車一樣，一次會出現好幾輛。這些問題中會有幾個相互衝突，所以，如果解決了一個，你會覺得你會讓另一個問題惡化。整個事情看來一團亂，而你覺得事情失控了，因而試圖想要一次處理所有事情，導致你的大腦變得混亂，也一事無成。你會對自己的配偶感到惱怒，導致他變得脾氣暴躁、漫不經心，也不願給予幫助或支持。現在他也成了問題的一部分。

解決問題的原則很簡單：將一組問題或一個大問題分解成更小的、一口大小的小物件。我們來舉個例子：你陷入了財務危機，這問題大到你無法解決，所以我將其拆分如下：

①我在銀行的存款超額支出了。
②我的債權人開始對我發出威脅的言論。
③我的支出超過我的收入。
④我的多位債務人都沒有任何要償還欠款的跡象。
⑤利率上升，表示著我的抵押貸款支出會增加。
⑥我的車很舊，而且維修保養越來越貴。
⑦距離聖誕節還有一個月，我買不起要給孩子們的禮物。

現在，你有一組定義更為明確的問題需要考慮。將每件事物逐一地區單獨處理，並進行腦力激盪，思考可以採取的一些行動。你所有想到的想法都涵蓋在內：好的、不好的，以及明顯可笑的。令人驚訝的是，有時看似古怪的想法經常證明是聰明之舉。因此，基於以上的問題一一列出可能事項的清單：

① 與我的銀行經理安排會面，要求他增加我的額度。
② 解釋這是現金流的問題，而我已著手解決中。
③ 申請短期貸款。
④ 向朋友或親戚借錢。
⑤ 減少支出項目（指單獨的支出清單）。
⑥ 忽略這件事並希望問題自己消失不見。
⑦ 嘗試在工作中增加更多加班的時間。
⑧ 賣掉房子並縮小生活規模。

⑨ 找一份薪水更高的工作。

現在一一考慮每一個選項，並排除不管用的那些選項，你或許也能和自己信任的人談談。

以這個步驟來仔細審查問題一至七。然後，你就可以列出一份優先考慮事項的清單，其中有些還會出現不止一次。統整這份清單，並依優先順序來編號。一次只針對一件事採取行動，在行動完成時勾選該項目。在為自己設立目標時要實地考量。不要試著在一天內完成所有事情。最重要的是，行動要有效維持，而不會導致你精疲力竭。緩慢且穩定才是王道。如果你能自己好好調整步調，那麼在行動的進行過程中，將會令人滿意且增強自信。現在的你正在盡一切努力解決自己的問題。

當然，依循這個架構前進，不會讓這些問題隔天就消失不見，但確實能讓你得到一些控制權，並減少閃避問題時不斷加劇的恐懼。

時間管理、排定優先順序，以及凡事乘以三的人

以前的我總是急忙地東奔西跑，讓自己的一天排滿行程卻無法大有作為。現在的我已經退休了，雖不會說自己的生活過於忙碌（不要告訴我的出版社，不然他們就會期待我及時交上書稿）。我的太太現在仍在工作，而我也看著她因為想將所有大小事都放入排程中而掙扎著。我已經找到自己的經驗法則，這方法不僅適用於她，我認為也同時適用於所有忙碌的人，我稱這些人為「凡事乘以三的人」（3x multiplier）。

如果蘿拉說「我二十分鐘內會完成這件事」，就會是一小時；如果她說一小時，就會是三小時，以此類推。許多任務要花上的時間，比你以為的還要多上許多。所以，如果你認為針對這個星期為自己設立的任務，時間上綽綽有餘，實際上可能不是如此。你必須要排定優先順序。並且記得，你必須要安排一些停工的休息時間以及

	星期一	星期二	星期三	星期四	星期五	星期六	星期日
上午9點	管理部門會議	預為危機和問題準備所騰出時間	個人事務	歸檔	遞交報告	購物	
上午10點				電腦線上作業			
上午11點					交通時間		
上午12點				準備報告	和客戶會面		
下午1點	午餐						休息
上午2點	個人事務	交通時間	簡報	報告討論會議	交通時間		
上午3點		會議	休息		個人事務	休息	
上午4點				管理部門	安排下星期的時間表		
上午5點							
夜間時間	休息	準備簡報	夜間會議	外出	休息	劇場看戲	

「自己的」時間。

對於許多因焦慮所苦的人們，主要的問題是面對迎面而來的大量問題及種種優先考量。你總是來回奔波，隨時處於事項逐漸增減的循環中，想要立即完成一切事物卻毫無進展。停下來，不安排任何排程，為自己沖一杯無咖啡因的熱茶並休息三十分鐘。以下的圖表，來自一位沒有孩子的單身高級主管，這是他為這個星期所安排的時間表。你的時間表可能看起來很不一樣，但有一項原則非常重要。安排時間，讓自己可以一次在同個地點完成幾個事項，為無法預期的突發事件保留一些休息時間及空間，這會讓生活更加順利，並顯著地降低壓力程度。

在有小孩的家長們將這本書扔到牆上之前，請容我說明一下，我知道，身為一位家長，特別是欠缺後援時，這幾乎可以說是極其艱難的處境。沒有什麼時間表能改變這一點。但請記住，對你的孩子而言，成為一個夠好的家長比努力達到完美更理想。讓他們坐在電視機前看半小時，並不會對他們造成任何傷害。你的孩子很重要沒錯，但你也是。

不讓自己閃避問題

稍後我將詳述這個議題，在討論如何應對恐懼症時，但是針對所有的焦慮症，有一項通用原則需要立即著手處理。你想要迴避讓自己感到焦慮的事情，又或者當持續感到焦慮時就會迴避一切，這是很自然的事。只是，這會讓情況變得更糟。逃避是讓焦慮持續的原因，我的意思並不是指你必須猛然地投入那些讓自己感到最為恐懼的情況，但你需要開始有一些進展了。就像嬰兒學步一樣。例如：一個名叫約翰的年輕人與女人交談會感到焦慮，儘管他非常想要交一位女朋友。我並不是指約翰應該要立即強迫自己去參加各種派對，特別是在他認識的人並不多的情況下，或是在他搭乘別人的車往返這場派對的情況下，這只會讓他被困在這個場合中，直到他的司機選擇離開為止。但是如果工作上的同事們，其中包括幾位女性，約好下班後去喝一杯，而約翰被邀請了，他就應該去。他應該要說明自己只能逗留半小時，因為他要回家等一通重要的來電。如果在酒吧時，他最多也只能說上幾句話，這也不算失敗，而是一場勝利。他開始面對自己的恐懼，就能一次多做一些，只要不要像以前一樣，落入對自己的負面評論或再次迴避恐懼即可。

請記住，多年來持續迴避的事，將會是你最不擅長的領域。這是不可避免的事。只有透過練習及同理地接受自己的限制（就目前來說），才能做得更好。試想，一位好老師如何鼓勵孩子學習。當孩子犯錯時，老師不會對著孩子大吼大叫。他會指出他做錯了什麼，然後鼓勵他再嘗試一次。當我還是個孩子時，我的數學老師常常在我們計算錯誤時拿棍子打我們。結果，我班上那些極為聰明的孩子中，沒有一位在大學時主修數學或物理。**懲罰只會造成逃避，而嚴厲的自我批評就是一項懲罰。因此，當你逐漸接近自身的恐懼時，請好好善待自己。**

試著停止消極思維

消極的想法會變成根深蒂固的習慣。一般來說，它們會阻斷理性思考並阻礙你做出正確決定。你可能已經意識到這點，並試圖要驅趕這些無用的想法，但它們會不斷地再次出現在你的腦海，就像電腦上那些沒用的彈出式視窗一樣。這時，你需要一種方法當下就阻斷這些念頭。這個方法好好練習就會有效果。

當你單獨一人，身處一個不太會傳出聲響的地方時，你可以試著突如其來地發出較大聲響，例如：敲打桌子或讓東西掉落在堅硬的物體表面上。記住這個突如其來的聲音所給你帶來的震撼。當你發現自己仔細思索著一個自己不希望產生的重複想法時，將這段記憶帶入腦海中，記住它為你帶來的猛然震撼。對自己嚴厲地說：「住手。」你不必大聲說出來，但可以想像自己尖銳又大聲地說。這個中斷的干擾會讓你重複的思維產生間隙。好好利用這樣的間隙，以更有助益、更適切的思維來取而代之。或者，可以開始進行放鬆練習，或者去做一些需要積極專注的事。你可能需要多次重複這個過程，並且就像任何事情一樣，可能需要一些練習才能在最困難的情況下，也是有需要的時候，產生效益。我知道，有些人會在自己手腕上綁一種彈性橡皮筋[22]，他們拉緊橡皮筋並發出砰的聲響來阻斷重複性想法。如果這方法對你有用，那也很好，但我對於造成自身痛苦的方法有些擔憂，無論基於什麼目的。

與他人分享及對於慰藉的依賴

遇到困擾或難題，有人分擔，憂愁減半，是每個人都知道的道理。雖然這句話肯定是真的，但也需要運用判斷力。像大多數的事情一樣，如果習慣性將安慰作為處理焦慮的唯一方法，它可能會讓人上癮。有時，你需要的是花時間面對自己的焦慮，而不是強迫性地尋找他人為你排解。

假設，新聞媒體聲稱有一種可怕的蟲類被帶入國內，你擔心孩子們可能會接觸感染，目前已有三人住院治療中，你女兒有一位學校同學目前有感染的可能。你可以與你的配偶以及有醫學相關知識背景的朋友聊聊。甚至可以向你的全科醫生尋求保證。目前都安然無事。但是，如果還是不放心呢？你應該和多少朋友說明自己的恐懼？頂多幾個人就好，而且還是不會誇大其詞的那些聰明人。不幸的是，有些人就是喜歡散播令人憂心的謠言。**記住這個原則：一個人對事物的確定程度，往往與他們的智慧和知識成反比。向配偶尋求慰藉，應該是怎樣的頻率？當任何事情發生變化或有剛得知的新聞出現時。否則，每次請間隔幾天，目的是要逐漸減少你向對方尋求安慰的頻率。**

和他人分享你憂心的事，但要注意自己對於慰藉的依賴性。聽見這些令人安心的話語後，需要加以內化，並開始對自己重複這些話語。如果覺得自己無法做到這件事，就是全然依賴外界給的慰藉，而這樣的依賴正接管了你的人生，那麼可能就需要和你的全科醫生聊聊了，如果還沒有這樣做的話。這就是專業協助（見後續書籍內容）派上用場的時候了。希望你已經在治療的等候者名單上，但如果沒有的話，現在正是開始的好時機。

注釋——

21 mental imagery，「心像」或「心理圖像」是指長期記憶中具備大量感知（覺）訊息內容的記憶形態，在大多數情況下很類似於感受到某些物體、事件或場景的視覺或知覺經驗。

22 行為療法中有一種「橡皮筋舒壓法」，指於手腕戴上一條橡皮筋或矽膠手環，一旦有消極念頭或自覺焦慮的情緒出現時，先吸一口氣接著拉緊橡皮筋並放手，以瞬間疼痛刺激轉移注意力。

CHAPTER 6

試著控管焦慮——第二階段：事物觀點的改變

焦慮是很可怕的。你會「對焦慮感到焦慮」並不奇怪，因為恐懼正是最難受的痛苦之一，所以想盡可能地避開焦慮，就更不奇怪了。不幸的是，正如我在前面所建議，閃避會讓你感到焦慮的事情，並試圖迴避這種感覺只會讓事情變得更糟。你無法與焦慮作戰或逃避焦慮本身；這就像是試圖要對抗或轉身逃離一陣煙霧。

但你可以掌控全責。你的人生及自己做出的決定都歸你所有，而不是你的焦慮。你可以選定一種管控人生的策略，這個策略要將你的恐懼考慮在內，但不受恐懼所支配。如果不是因為恐懼，面對眼前的情況下你會怎麼做？如果那無所畏懼的朋友就是你的話，會怎麼做？這些都是向前邁進的絕佳指標。恐懼儘管令人害怕，但短期內其實不會造成任何傷害。但為了閃避它所做的事，卻會造成傷害。

因此不要過度費力來迴避你的恐懼，但也不要與之對抗。接受它，然後就依循你自己的選擇去做事。訂定策略，運用明智好友們的建議，如果你有治療師的話也聽聽他的建議，以及你在這本書中所學到的事物，以及較不恐懼的自己會明智地判斷該怎麼做。顯然地，正如我在Chapter 4中所解釋，無畏能造成效用的程度有限。在此，我們不是要談論缺乏恐懼，而是在當下身處的情況中，及相當程度的恐懼之間取得平衡。

所以，你以為我會告訴你如何對抗恐懼？我不會。**我建議你接受自己的恐懼，忍受它而不是逃避它，並及時學習如何管理它。隨著時間的推移，可能在藥物、治療和策略的幫助下，你的焦慮會像一陣霧般突然消失，但當它發生之後，你將無法回想描**

述，那陣大霧如今只是模糊不清的薄霧。有時，霧會再次降下，但每次都會比前一次更為明朗，持續時間較短。

在本單元中，我列出了看待事物和行事的一些調整方式，這些變化將使你再次掌控自己的人生。

社交能力

對於那些有幸擁有社交自信和技能的人來說，生活要容易得多。如果你長期患有焦慮症，特別是如果某些恐懼集中在社交場合，那麼你們都不太可能成為該群體中的一員。技巧來自實踐，你不會有太多這樣的經歷。所以起點需要接受你從哪裡開始。事實上，你沒有派對的生命和靈魂，也沒有很多忠實的朋友，這不是你的錯。這是你焦慮的必然結果。

但這並不意味著你必須接受自己現在的樣子。是時候開始了。正如我已經解釋過的，最好慢慢開始，不要苛求。如果你幾乎完全與世隔絕，幾乎所有時間都呆在房間裡，然後在星巴克與認識的人會面二十分鐘，或甚至只是向郵差問好就足夠了。這是一個開始。

請觀察那些擅長社交的人。這並不是說你很快就能模仿他們，但可以從中學到一些技巧。他們如何與素未謀面的人開始對話？他們談論什麼樣的事情？你是否注意到他們如何向交談的人提出更多問題，而不是談論自己？以及他們如何尋找共同點，例如他們在看過的電視節目中關注的運動？

然後試一試，在你能想到的情境中，盡可能地選擇較省心的一個。

然後，就是最重要的部分了：就是失敗。我的意思是你不會很擅長做這件事，這種互動對你來說顯得尷尬又粗俗。當然，你欠缺練習的機會。為此，你要原諒自己並再次構建這種體驗。這已是一種勝利。多年來，你第一次面對自己的恐懼和最薄弱的領域。這是令人欽佩的事，不順利的事實根本無關緊要。而你做到了。不要允許任何類似「我太愚蠢了，我應該說……」這樣的自言自語，那是自欺欺人且無益的話。這種話你不會對別人說，所以也不要對自己說。

現在，你要吸取經驗。可以的話，能有什麼不同的作法？哪一部分進展順利？下一次，你會尋找類似的情況，還更容易或更耗費精力的事情嗎？慢慢來吧。

然後，再試一次。不是馬上，或許是明天。不需要讓生活成為一系列不間斷的考驗，但確實需要進行一些社會化的練習。計畫接下來要嘗試什麼事物。與往常一樣，如果需要，請尋求一些支持及建議。

培養社交技能就是練習，在失敗時善待自己而不是放棄。

如果想閱讀更多有關如何提高社交技能的訊息，請嘗試閱讀愛瑪・瓦特金斯（Emma Watkins）的著作《害羞的對話技巧：如何輕鬆地與某人交談》（*Conversation Skills For The Shy: How To Easily Talk To Anyone*，中文書名暫譯）或露絲・希爾勒

（Bruce Searle）的著作《應對害羞和社交焦慮》（*Coping With Social Anxiety*，中文書名暫譯）。

家人和朋友的溝通

由於你很焦慮，因而缺乏自信，相對地，讓他人更容易利用你。家人和朋友往往是最為嚴重的「罪犯」。這並不是指他們刻薄或有意地不善良，這不過是人性。對那些很難說「不」的人，我們總是要求他們更多，而不是那些更有自信、更果斷的人。因此，焦慮的人有時會因為試圖要取悅身旁的人而讓自己負擔過重。

反之亦然。愛你的人也不願看見你受苦，所以時常不再將你包括在一些活動之中，以免讓你感到不自在。不知不覺中，他們的作法最終會讓你變得越來越孤立，並缺乏自信。

最後，構建一個能產生預期結果的界限，讓你包含其中，但又不會讓你被使喚利用。這意味著你不會再「過度努力」取悅他人，而是專注發展並表達自己的需求。當你釐清自己真正想要的是什麼（不是最能輕易得到，而是你所想達到的目的）時，就需要和關心你的人聊聊，解釋你需要從他們身上得到什麼。如果你不知道那是什麼，請與最信任的人對話。家人和朋友如何才能用最好的方式幫助你？這是一個極大的轉變，因為我猜想，到目前為止你不曾花費足夠的時間來思考自己的需求。你大部分的時間都用在逃避躲恐懼旁人們的不贊同。

瞭解並接受自己的焦慮

正如我在第一部之中所說明，焦慮會產生一系列的身體症狀。這些症狀都是自然的，你的身體會適應所感知到的威脅。這些症狀是戰鬥或逃跑反應的一部分。因此不要和它們對抗。與身體症狀抗爭只會助長情勢。**你的身體症狀短期內不會傷害你，長遠角度來看，克服它們的最佳方法就是接受它們。不管症狀多麼令人感到不快和可怕，順其自然吧。**瞭解它們是什麼：一種正常的身體反應。這並不表示你不能做任何預期要做的事來處理焦慮；這就是這本書所要談的重點。總之不要抱怨它造成的影響。一定要去看醫生並做身體檢查，但當你被告知症狀是因焦慮所引起時，試著接受這個消息。**理解及接受確實是應對焦慮的最高原則。**

順其自然，別加以理會

這種接納的原則大大擴展了你的症狀。那關於你的想法呢？你可能會痛苦地意識到有些看來很瘋狂的想法，如果人們看得見你頭腦裡裝了什麼的話。不過，我向你保證：那些瘋狂想法並不瘋狂。每個人都會有一些瘋狂想法。相信我，如果你看透我在想些什麼，尤其是這個自由世界的現任領導者出現在電視上時，你一定會想把我抓去關。但這並不表示我很危險，我不會傷害任何人。這些想法也都只是想法，除非這些想法同時帶有意圖。確實，有一些焦慮的人在腦海中反覆播放著的是他們所能想到最令人震驚之事。

因此，舉例來說，如果對你來說，虐待兒童是你能想到最令人驚恐的事，那麼這將會成為你沉思的主題。這並不表示你有虐待兒童的風險，一點也不，而是最不可能做的一件事。**在除了焦慮之外無任何問題的情況下，這些瘋狂又令人憎惡的想法只是症狀，沒有任何意義。**所以就讓它們在腦海中播放吧。忽略它們，就像你應對一個想要讓你大為震驚、尋求注意的調皮小孩一樣。不要感到震驚，繼續進行你正在做的任何事，把那些令人不安的想法，視為無關緊要的事。

接著，還有一般常見的消極想法和擔憂，這些想法和擔憂支配著焦慮症患者的人生。該拿這些念頭怎麼辦？答案是就讓這些念頭高高飛過，像一群飛鳥一樣。在牠們經過時注視著牠們，但不要和牠們接觸。讓牠們在前往他處的途中路過你的思緒。這些念頭不屬於你，所以不要緊抓著它們。在下一個單元提及正念（mindfulness）時，我將會討論這一點。

人就是一個真正的大問題。對我來說，我無法忍受的就是言過其實、恃強欺弱的惡霸。我發現自己只想戳破他們的泡泡，裡頭全是令人討厭的惡意及傲慢。但後來我意識到問題出在自己身上，而不是他們。世上一直都會有霸凌者，而且永遠都存在。改變他們為何就是我的任務？多數的惡霸最喜歡做的事就是和他人爭執，無論是動口或動手。最好的方式便是不理會他們，並關切其他不那麼令人厭煩的人。面對任何你認為有負面影響的人也是如此。除非萬不得已，否則盡量不要與這些人接觸。**如果你身處必須為自己戰鬥的處境中，例如：有時必須與惡霸或其他有毒類型的人們打交道，請盡你所能，但也要有現實的考量。有毒的人擅長對他人造成負面影響，並不是你可以抵制的，因為他們這輩子都在長期演練這件事。**一般而言，可以的話，就儘量接納所接觸的人們，無論他們生性惡劣或善良。但還是盡可能避開那些令你真心討厭的人。關於應對焦慮，這是我唯一建議的閃避。

所以請欣然接受自己的症狀，你的想法及人們。但也要試著接受眼前的生活，而不是要求生活該是何種樣貌。人生並不公平，也永遠不會公平，但是，它會時不時給你一份未曾獲取的禮物。在其他時候，它會為你帶來不應有的打擊。我所遇見的每位幸福的人，他們都能欣然接受人生中的起起落落。他們體驗自己的人生，而不是試著規範生活的樣貌或苛求人生的公平。你現在應該已經知道我是一位打高爾夫球的人。

我曾見過許多球員在運氣不好的情況下，糾結於剩下回合中比賽如何不公平，導致自己在過程中陷入困境。在牢騷滿腹的不滿情緒裡，他們忽略了一個事實：在第一洞，他們的球出界，打到樹幹上並彈回球道。顯然會影響結果的只有運氣不好。其他高爾夫球手也只會聳聳肩膀，準備下一次擊球，無論自己運氣是好是壞。這種人往往會贏得比賽。誰說高爾夫球賽一定是公平的？以這個例子來說，它就是關於人生的絕佳比喻。

這種用自己的方式沉靜地接受人生很不容易。如同其他所有的事物一樣，對自己坦白誠實，並持續努力嘗試。這種沉靜沒有祕訣（除了上帝，如果你信任上帝的話），只有一遍又一遍地努力。要拍出好照片的祕訣就是拍很多照片，我記得這句話是大衛・貝利（David Bailey）說的。這是真的，嘗試欣然接納現況與沉靜時也適用。

有一種改變，你可以立即進行，那就是減少自己主觀的價值論斷。這是指對於事物、人們，或你自己評論是「好的」、「壞的」、「聰明的」、「無知的」、「值得羨慕的」、「可悲的」、「怯懦的」、「強大的」、「好人」、「混蛋」等等。這些評斷不會讓我們更瞭解這個世界，而是更清楚加以評斷的人是什麼樣子。這些評論會對被評判者造成傷害，特別是當你既是評判者又是被評判者的情況下。所以試著少評判，特別是對你自己。

發覺「假警報」的存在

正如我先前所解釋的，會導致症狀的不僅僅是焦慮。症狀同樣也會產生焦慮，導致惡性循環。因此，覺察這些「假警報」對你而言相當重要。請將之前讓你感到害怕的身體焦慮症狀一一記下。心跳加速並不意味著你面臨著心臟病發作；呼吸困難也不代表你會窒息；胃痛、噁心、乾嘔、腹脹或其他的腹部症狀並不表示腸道產生了危及生命的病變；手指或腳趾的麻木或刺痛、頭昏或頭暈目眩目眩並不意味著你中風了。如果患有焦慮症，那麼這些症狀很可能與你的焦慮有關，並非指向其他狀況。你以前可能也曾有過這些症狀。如果有，結果是什麼？如果上一次不是心臟病發作，這次可能也不是，如果之前的症狀最終自行解除，就也能再次安然無事。當下一次對於「假警報」感到焦慮時，請務必好好寫下這一段話並再次閱讀。當然，這些狀況仍需要進行判斷。你不能忽視所有症狀，但如果你的全科醫生已解釋你懷疑的那項症狀，並非身體上的疾病，而且也沒有其他的變化，請欣然接受他給你的這項保證。

你可能意識到自己逐漸產生的症狀是恐慌發作，卻也無法因此打消疑慮，因為恐慌發作（panic attack）如此令人不舒服。你對恐慌感到恐慌。但它最終會過去，不會對你造成傷害。解決這些症狀的辦法（我知道，我的確說得太慢了）就是接受這些症狀。

人生劇本改寫和重新建構

最令人感到害怕的往往不是事物本身，而是我們對它的反應。例如：你必須在公司做一項會議簡報。你害怕公開演講，所以盡可能閃避這件事。因此，也幾乎沒有機會練習，當然也毫無信心。你可以找一些理由或請病假來閃躲，但還是得去完成了這項簡報。簡報並不流利，也不是傑作，你有點結結巴巴，漏說一段講稿，而你也很清楚自己不僅臉紅還流了許多汗，但你完成了。對於類似事件的反應，我有許多患者有嚴厲的自我批判，而這裡需要的是讚揚，而且是應得的讚美。如果這件事很容易做到，那就不難了。但這件事很困難，而你做到了。有人輕而易舉就能走上講台，像個優雅又自信的大師一樣授課，這樣的同事並不值得表揚，因為他只是做了對他而言輕而易舉的事。但你值得讚揚，因為你做了對自己而言有難度的事。

在此，你需要更動的至少有三個劇本。首先，關於未來的劇本：我即將進行一份會議簡報。它必須是完美的。每個人都會對我加以評論。我將會情緒崩潰，這會是一場丟臉極了的災難。請把這種想法換置為：我對這件事沒有信心，所以我不會有完美表現或像個明星般的出場，但我可以逐步完成幾個環節。無論我表現的是好是壞，這都會是一項成就。我會焦慮，所以可能會出汗、會臉紅，但我不會是第一個表現得緊張的人，所以真的沒關係。

思考未來劇本的另一種方式是重新構建。我有一位心理學家同事喜歡讓客戶為他們面臨的情況預想三種可能發生的事態：最壞的、最好，以及最有可能的情景。在我們的例子中，最糟糕的情況可能是你突然發生令人難熬的停頓、暈倒或嘔吐，然後被抬至講台下，而大家都在嘲笑你。而可能性：這與我被選中為英格蘭出戰橄欖球賽的機率大致相同；最好的情況則是完成一次完美又難忘的壯舉。有一點可能，但可能性也不大。最有可能的情況是你終究能完成這件事，不會完美，但足夠了。大家可能會發覺到你很緊張但這也並非是你擅長的事，那又怎樣？可能性：很有大機率是這樣。接受可能發生的結果，這很有可能會發生。如果你養成了這樣的習慣，這便會是非常強大的重新建構能力。

第二，過去的劇本：那是一場災難。我表現得很糟糕，滿臉通紅又汗流浹背。我應該可以做得更好。不，你不應該，這不僅公平也不符現實考量。克服它就是你所能做最好的事了，而你也成功了。

第三，觀眾的劇本：他們肯定都認為我是個白癡，他們一定都會嘲笑我，因為我處於這樣的狀態之中。我敢打賭伊恩會開始叫我「爆汗男」。現在，我不確定伊恩是否會想出如此殘忍的事，但有些人就是以嘲笑他人為樂。

如果他真的這麼做，告訴他：請滾到地獄。然後盡可能地避開他，也不要相信他的嘲諷，那不是真話。你做得很好了，你出汗只是因為焦慮，這是可以理解的。絕大多數正派的同事，雖然意識到你很焦慮，也不會因此評判你。更何況，他們更關切的是自己的問題，而不是對你做出嚴厲的批評。

這個主題有數百個相關的例子。**關鍵是你需要察覺人生劇本中重複發生的段落。改寫這些劇本真的相當重要。你現在就可以開始進行，如果需要的話，甚至在任何正式治療開始之前，也可以和明智的好友和家人談論慣常的那些劇本。**

這一點將在Chapter 7的認知行為療法（CBT）中進一步討論，關於如何改變對你無益的思維模式。

應對自己的羞恥感

重新建立架構後，接著就是這件事，而我先前已說明為何需要挑戰自己過度自我評判的傾向，但我認為仍需要進一步強調說明。已有許多研究顯示，恥辱帶來的情緒有巨大的毀滅性。如果我們做錯什麼事，感到無地自容也不過是很自然的事，但感到焦慮的你並沒有做錯什麼事。你就是你，而能走到自己目前的人生階段，不是因為性格不良或惡意，而是因為曾經經歷的人生經驗，特別是人生之中那些性格形成的時期。你認為身體四肢畸形的人應該感到羞恥嗎？我不認為。那麼，你就不必為了自己擁有過度活躍的杏仁核而感到羞恥（請參見Chapter 1）。

這是重要的事，因為羞恥會導致迴避。酗酒的人會為自己的酗酒行為感到羞恥，藉由否認自身問題及酒醉的事實來逃避。他能揮別酒癮並恢復健康的唯一方法，是察知自己有這種病症，而如果能接受治療，他就值得感到驕傲，而非感到羞恥。對於患有焦慮症狀的人，也完全一樣。羞恥會讓你否認自己的問題，並且加以迴避。不要感到羞恥，這不是你應得的，但請一定要採取行動來應對這個問題。藉由閱讀這本書，你已起步了。為此，請開始為自己感到驕傲。

做好準備，但努力少一些、在意少一些

在許多方面，我很樂於和我的焦慮症患者們一同進行治療。除此之外，他們還非常努力。包括嚴謹地依照我的建議行事，定期並按時服藥，參與每次的諮商晤談，完成指定作業以及被要求做的所有事情。如果真的要說的話，他們有一點努力過頭了。這會是一個嚴重的問題，因為竭盡全力與降低警醒程度有衝突，但這正是我們所追求的狀態。因此，**你的任務是做好充分的準備，學習並實踐本書概述及治療師的技能和對策，接著就讓自己在表現上不要太努力。**

職業高爾夫球選擇佛列德．卡波斯（Freddie Couples）對於這項策略相當熟練。他不得不這樣做，因為他承受所有高爾夫球選擇都害怕面臨的痛苦：「打高爾夫球

的緊張狀態」[23]。這種抽搐發生在你試著輕擊推球入洞時，面對壓力所造成的手部緊繃。當你離球洞越近時，情況越糟糕，因為「才沒有人會打偏兩英尺遠的球」。其實，他們確實有可能打偏，並且擔心自己會有這種結果，更會導致球員的緊張狀態。在高爾夫巡迴賽中，還是能看見佛列德的身影。你會看到他在果嶺附近漫不經心地漫步，似乎毫不在意的樣子，但關於坡度、節奏、沙粒，及其他可能影響球滾動方式的任何訊息，都逃不過他的雙眼。然後，輪到他上場時，他就上前推桿。無論是進洞或打偏了，他的反應都一樣。他只會繼續做自己的事，像是星期日的下午外出散步一樣，冷靜且泰然自若。他已說服了自己，只要自己打得很好，他不在乎球是否進洞。這減輕了他推桿時面臨的壓力，也讓他成為一名更好的球員。我認為佛列德能教會我們許多關於如何管理壓力和焦慮的知識。**無論如何，盡可能地做好準備，但之後就試著少努力一些並且少在意一些。只要裝裝樣子就好。**

自相矛盾的禁止令，集中練習及情況惡化

「少努力一點」的這項原則還有其他延伸範圍，如自相矛盾的禁令和集中練習（massed practice）24。一位使用矛盾禁止令的治療師，會告訴他的客戶做和自己想做的事正好相反的行為。當患者被阻力所支配，以至於傳統治療的成果備受挫折時，就會這麼做。我有一個病人的強迫行為是檢查門上的球形門把，確保門有確實關上（細節略為改動以隱匿真實身分）。從黎明一直到黃昏，他每一分鐘都這麼做，以至於他的右手磨出了一個傷口並且還受到感染。沒有任何事能阻撓他不斷檢查，因為他認為有必要抵抗任何讓自己偏離此任務的事物。所以我們要他更頻繁地檢查。每三十秒檢查一次，甚至更頻繁。而他也不再試圖克制自己檢查門把的衝動了。結果，他的焦慮減少了，檢查門把的頻率也隨之減少。

這項「矛盾」的理論在實行上必須謹慎使用。這方法不總是管用，但如果抵制焦

慮的衝動已成了助長你焦慮形成的壓力，它就能發揮作用。如果這方法沒有效果，請不要持續太久，如果有疑問，請先獲得專業建議後再進行。

進一步來討論這個概念，實行集中練習是有效的。假設你擔心自己可能被病感染，而媒體報導中宣稱該病毒發生在你的活動地區並且極為危險。你發現自己每半小時就測量一次體溫，也意識到這行為只會加劇自己的焦慮，所以你非常努力要抗拒自己伸手去拿溫度計。這只會讓你更有壓力，並就此建立了恐懼增強的惡性循環。也許試著每隔幾秒鐘不斷測量一次體溫。持續進行，直到筋疲力盡，或覺得這行為過於荒謬而想要停止。這或許就能減少一直想測量體溫的衝動，至少維持一段時間內。

又或者，讓正折磨你的症狀變得更糟。假設你正在拚命地試著要冷靜下來，好讓自己大腸激躁的狀況得以緩解。你雖然正如此努力地試著這麼做，卻也因此讓你越來越疲憊，這使得大腸激躁症比起以往任何時候更糟糕，那麼不要再努力試著改善情況，而是試著讓它變得更糟。試著增加你焦慮程度，如此一來大腸激躁症就會變得更糟。不再努力克服症狀，這反而有機會讓你的焦慮減少，也因此改善腸道問題。

人生時常就是如此運作，是不是很奇怪？當你停止努力嘗試時，就會為你帶來你所追求的事物。有很多向我諮商的人表示，他們迫切期望找到一個有愛的人生伴侶，結果卻面臨一段又一段失敗或暴力的關係，或者根本沒有戀愛對象。我和他們表達的總是同樣一件事：**讓他們對自己有更正向的感覺，並且對於單身感到自在**。一次又一次地，當這些人開始對自己感覺不錯並且處於單身狀態時，他們的人生伴侶就會出現，就在自己不經意的時候。這可能是不尋常的生活狀態，但最有可能的原因，是自己真正感到自在的狀態時，對於善良有愛的人極有吸引力，並且會讓想利用你的那些人望而怯步。

我認為焦慮也是如此。當你不再試著要讓它消失時，它就會自然消失不見。

這些策略可能適合你，也可能不適合你，但無論如何都值得進一步瞭解。如果這些策略似乎讓狀況變得更糟，請不要持續進行下去。時間多久才算是夠久，這可能很難決定。如果有需要的話，請與你信任的明智之人對話。然後，請你與心理健康方面的專業人士交談後，再決定下一步怎麼做。

尋求機會，而不追求公平

我所認識的每一位快樂的人，都擅長做這件事。但多數的焦慮症患者不是如此。寫下那些你對自己所說的話。你希望人生依照你的規矩行事嗎？你是否期待人生投入多少，就該得到多少？人生就必須給予你應得的甜點嗎？

問題是，人生並不是如此運作的。有時人生就是會有不應該發生在身上的惡劣鳥事。但在其他時候，它會為你帶來意想不到的花束。我有一些個案似乎無法看到他們得到的禮物和好運，而將注意力全然集中在襲擊他們的不幸及危險上。

所以，**請放棄對於人生中種種公平的追求，你永遠都尋找不到。取而代之的，你**

要尋找機會。當這些機會出現時，請採取行動。不要假設，只因為過往曾出過差錯，未來就也會如此。如果你擲硬幣四次，每次都出現反面，那麼下次出現正面的機率正好就是五〇%。不要屈服於迷信，這真是不必多說的廢話。

尋求應對機制

你的所做所為，遠比你的感受更加重要。如果慢慢接近讓你害怕的事情，便不要期望自己能以冷靜又漫不經心的態度面對。你可能緊張得要命，但這沒關係。就把這件事搞定吧。你所追求的不是完美，甚至不是平靜；這是之後才會發生的事。現在，為了應對你所面臨的問題，你只需要做自己該做的事情。開始面對並應對你的焦慮，是最困難也最重要的步驟。邁出這一步，剩下的就會隨之而來。

著手開始，但不要結束

解決焦慮和避免恐懼是很困難的事。如果你發現自己並不是做一件很困難卻想要做的事，那可能是你對自己期望過高了。你明白要一口氣實現自己的目標，將是極為艱鉅的事，所以你的大腦會因此退卻，接著發現自己根本還沒開始。所以別試圖要一次就實現所有目標。只要著手開始進行，如嬰兒學步一樣。**部分完成的階段任務，比完成的任務更好，因為它並不痛苦，因此你更有機會持續前進，最終也能實現目標。不需要讓人生變得比原先狀態更不自在。**

這與我們多數人小時候接受的教育背道而馳。「如果你開始做這件事，就要完成。」「堅持到底直到完成。」「在完成作業之前，你不能去玩。」在某種程度上，你會教導自己的孩子所有的良好原則（good principles）。但應對焦慮的任務中，所有一切都需要反其道而行。「開始，但不要結束——還不是時候。」「試試看吧，但如果不順利的話，別擔心，明天再試一次。」「該完成的時候就會完成了。」「先做一些功課，然後就去玩吧。晚一點再回來做功課。」對現在的你而言，這些是更加理想的原則。

我希望本單元中的建議對你有所幫助。如果在這個階段沒有很大的進展，也請不要擔心。我已概述了這些想法，在專業協助還沒開始之前，你就能先行著手這些練習。這些建議都不能取代治療，而是作為治療的準備。如果我說的不對，著手進行這些原則就能讓你有效控制焦慮，那更好，但不是的話也無妨。你已著手開始了，這就是一種勝利。

注釋——

23 Yip，指打高爾夫球時嚴重緊張失常的緊張狀態，往往會導致打球的人無法專注地擊球入洞，通常是因過度使用精細運動控制和精確運動的肌肉所致。

24 在學習活動中，依時間分配而定，練習方式有不分段而密集的「集中練習」與時間分段、較短時間的「分布練習」。一般情況下，分布練習的效果較好，因為可避免動機降低和疲勞增加的因素。

CHAPTER

7

各種心理治療方式的支援

本單元將簡要介紹一些可用於焦慮狀態的心理治療方法。這些方法都有效用——這些療法的功效都有大量的充分證據。如果你尚未聯繫你的全科醫生詢問治療事宜，請進行聯繫。你可能還在等待治療的一長串名單上，但越早接受治療，就能儘早從焦慮狀態中獲得解脫。請堅持下去，因為任何一種治療都可能需要時間才能見到成效。你的症狀可能會在一段時間後又復發，如果是這樣，你可能需要不只一段時間的治療。但最終，如果你堅持所學會的事，便很有機會可以永遠戰勝恐懼。

如果你正在等待治療的開始，以下是預計可能會進行的內容。

認知行為療法 Cognitive-behavioural therapy（CBT）

這是目前廣泛使用的焦慮心理治療中，建立時間最長久的一種療法。這療法的出發點是心理學家亞倫．貝克（Aaron Beck）描述的認知三元組[25]（請參見Chapter 2）。患有焦慮症的人對於自己（無能為力的、毫無價值的、脆弱的）、這個世界（充滿敵意的、危險的、不可預測的），以及未來（對於無戒備的人而言，充滿危險、災難及陷阱）都抱持著消極的看法。

關於認知行為療法，首先是識別哪些是構成這個認知三元組的消極想法，然後找出產生想法的那些根深蒂固的潛在假設。接下來，以結構化和邏輯化的方式，來挑戰這些想法。然後，進行行為實驗，以測試這些檢視症狀的方式。最後，要和你的心理治療師一起反思這些實驗結果，並依照所發現的證據來決定如何改變想法和假設。這是一個持續不斷的過程，因為焦慮如此頑強。一旦突然出現新的負面想法，就會反映出無益的潛在假設，只是先前未注意到它的存在。每次顯示一項假設時，你都會以相同的結構化方式來應對。這個過程就像處理一艘漏水的船。當你補好一個漏洞後，另一個裂縫又出現，接著又有另一個。最終，當所有的漏洞都封補好了，船才能安全航行。這一切都關乎堅持不懈。這是認知行為療法中「認知」的部分。

認知行為療法中，也要掌握前面兩章中所概述的策略，特別是放鬆以及「避免性逃避」（avoiding avoidance）。這就是認知行為療法的「行為」部分。交互抑制原理（reciprocal inhibition）的原則，就是你無法同時焦慮並放鬆。如果你真的變得很擅長放鬆，接著就將放鬆練習和任何讓你焦慮的事情結合併行，你就能開始解除對於恐懼感到害怕的惡性循環，以及因為逃避所導致的更多恐懼。另一個重要的原則是關於系統脫敏療法（systematic desensitization）。

也就是說，你擬出各種可怕情境的一份清單，例如梯子上的梯級，在最底層只是稍微有點可怕，而最令人害怕的情境是最高一階。你從最低的一階開始，一次一階，慢慢爬上梯子，從頭到尾在每一個梯級上，都搭配你的放鬆練習。如果你患有廣泛性焦慮症（請參見Chapter 1），你根本不必爬上梯子的梯級，因為你的恐懼並非聚焦在某件事物上——因為你總是持續焦慮著。但是，清楚識別你會逃避的任何事物或情況，仍然相當重要。開始接近它，並在進行時也做放鬆練習。不管怎樣，每天都需要至少進行半小時的放鬆練習。我知道你沒有時間，但你必須騰出時間。這可能是決定治療是否有效的最關鍵因素。

我們來看一下認知行為療法的這個例子，在實務中如何發揮效用。我再次以社交焦慮的個案來舉例，因為這個個案能完善地闡明認知行為療法的運作方式，但其原理也同樣適用於你的任何一種焦慮。

梅格極度欠缺自信。她對於自己沒什麼正面評價，並認為自己沒有吸引力、愚蠢，而且無趣。因此，她盡可能避免參加所有社交場合，很少出門，上班時也不太和他人互動。她避免和他人交談，並不是因為她很喜歡獨處，而是因為她害怕社交上的互動出了差錯，而她會受到羞辱。每次與他人交談時，她就會心生畏懼並責怪自己缺乏社交技巧。她會結巴、臉紅，思路還時常突然中斷，因為太焦慮了。於是對恐懼感到害怕、逃避的惡性循環就此形成，梅格變得越來越孤立。她渴望有一群朋友以及與一位穩定伴侶建立的戀愛關係，但這些對她來說，都是難以實現的幻想。

於是，梅格開始進行認知行為療法，這幾個月，當她在等待治療的名單上時，她已學會並每天進行放鬆練習。

梅格的治療師首先查看她的恐懼以及那些產生恐懼的潛在假設。這些假設可以分為六大種類：

① 我不好（醜陋、愚蠢、無趣）。

② 我永遠都會失敗。

③ 沒有人會喜歡我，每個人都會嘲笑我臉紅、結巴，以及突然短路的大腦。

④ 我是世界上最缺乏社交技能的人了。

⑤ 我應該做得更好的。

⑥ 對我來說，最糟糕的事情就是被羞辱，必須要避免這件事發生。

其中有一些假設立即就能解決。例如，梅格不會永遠都失敗。事實上，她在學校中表現不錯，後續在專科學校也有出色的表現，儘管在家裡很少得到鼓勵，而且在專科學校的大部分時間裡都被欺負。在她成長的過程中，父母不斷地爭吵，而她的哥哥是一位受到人們歡迎的運動健將，但他一有機會就取笑她。儘管在家中或在學校時都面臨惡意和虐待，但梅格的期末成績單總有讚揚她勤奮又善良的評語。

梅格很無趣嗎？這取決於你的觀點。如果你是外向的、擅長體育運動的「運動員」，那麼也許是這樣，因為你和梅格幾乎沒有共同點。但是，如果你的興趣較為靜態，像是聽古典音樂、閱讀歷史小說以及看電影，她當然一點也不無趣，因為梅格對這些題材有博學多聞的知識。當她假設這些興趣毫無任何價值，但她的治療師就會挑戰她這種毫無幫助的價值判斷。

梅格應該做得比現在更好嗎？為什麼？其他人如果像她一樣害羞又不擅長交際就可以接受、可以理解，為什麼梅格的情況卻不適用呢？這種雙重標準從何而來？

梅格的治療師會花上一些時間，仔細搜尋這些想法和預設，輕柔地、有條不紊地一一挑戰這些事。更重要的是，他會鼓勵梅格開始自我挑戰這些想法和假定。

重要的是，這項「認知」作業，儘管是為了要試著改變梅格對自己的想法、這個世界以及未來，卻只能走到這一步。在未來的某個時間點，她還是必須在真實世界中實行。接著，她的治療師將建立一些「行為實驗」。

一開始，這些實驗不會有過高的要求，若梅格被強迫推入對她而言極為可怕的事物之中而受到創傷，這件事就沒有意義了。所以她被要求列下自己害怕情境的階層，一開始是較不害怕的，後面則是最為恐懼的事：

①邀請我的表妹蘇一起去附近的咖啡館。

②午餐時和一位辦公室的女同事坐在一起吃飯，而不是獨自一人。

③週五下班後和同事們去酒吧為即將離職的布萊恩餞行（待上半個小時，再找個藉口提早離開）。

④在早上的喝咖啡、午茶休息時間和珍對話（她是友善的人）。

⑤在大門碰到單身鄰居菲爾時和他對話（他通常和我一樣會在同個時間出門上班，他看起來人很不錯）。

⑥詢問菲爾是否願意和我去附近的店喝一杯酒。

在實踐過程中，恐懼情境真正的刺激階層（hierarchy）可能有更長的清單，但這個列表只是提供說明。在這個階段，要梅格找菲爾出去喝一杯，根本是要她飛去月球一樣，但這件事之後終將會進行，在適切的好時間，當梅格在前面的步驟中獲得信心時。這就是列下階層的目的，透過許多小步驟，而不是大大跨出一步。要登上一座高山，你要邁出的是數千個小小步伐。

因此，我們來進行步驟之一的第二步，接著就一一執行。在早上的工作時間快結束時，梅格會稍微暫離一下，來到洗手間，並進行放鬆練習，接著在中午十二點三十五分時去餐廳吃午飯，正好在辦公室的同事們用餐完後。接著，她會走到同事們所在的那張桌子，詢問她是否可以加入。「當然可以。」代表這個小團體發言的珍回答，然後這個小組又繼續展開討論，圍繞的主題是新工作目標的不公平，以及即將要成為暑期實習生的那位年輕男子身材上有哪些特質。梅格幾乎沒有信心來參與這些對話，但她說這個新目標讓她很難及時完成工作，並趕上傍晚六點發車的列車回家。妮娜笑著說，那是因為梅格的打字速度太慢了。梅格想不到用什麼機智的話來反駁，在接下來的午餐時間，她一直保持沉默。那天接下來的時間，她都用來責備自己沒有更加健談、機智或堅定自信。「我太沒用了，我連半個小時的午餐時間都撐不住。」

隔天，在她的認知行為療法的晤談過程中，梅格的治療師和她一起回顧午休的事件。首先，梅格認為這是一場災難的假設，但治療師提出異議。梅格企圖想要表現的完美標準被瓦解了。這一點也不實際。事實上，她第一次試著要與同事們同桌坐在一起，然後也熬過整整半小時。甚至還多說一些話，這就是一種勝利。實際上，妮娜的嘲笑只是她個人幽默感的笨拙嘗試，她這點可是出了名，所以算不上是真正的批評。碰巧的是，梅格的打字速度在辦公室同事中大致是平均水準（他們上個月進行了打字速度測試）。梅格沒有和妮娜爭論是一件好事，不然會顯得像是一種防禦。總而言之，這是一個好開始。梅格不相信，所以她的治療師要求她評估關於自己與妮娜對話中每種結論的可能機率：

- 妮娜認為我打字速度很爛 二〇%
- 每個人都認為我打字速度很爛 四〇%

● 妮娜故意要傷害我 二〇%

● 妮娜在開玩笑 二〇%

梅格同意治療師的意見，當她下次在咖啡機旁遇見善良的珍時，他會和珍確認這件事，於是梅格第二天這麼做。

「嘿，珍，妳記得有一天我和妳們一塊同桌吃午餐嗎？」

「記得，很高興妳加入了我們。」

「妳還記得妮娜說我打字太慢，大家都是這麼認為嗎？」

「什麼？當然不是。不要這麼敏感，梅格，妮娜就是這樣。妳在打字速度測試上贏我，不是嗎？事實上，我認為妳成績也贏過妮娜！」

在她下一次認知行為療法的晤談中，他們討論這次的互動，並重覆進行可能概率的練習：

●妮娜認為我打字速度很爛 5%
●每個人都認為我打字速度很爛 0%
●妮娜故意要傷害我 5%
●妮娜在開玩笑 90%

因此，現在梅格會針對這個有所改變的結論來努力調整。治療師將這些證據帶入她那些潛在的假設中，從「我不好」和「我永遠都會失敗」開始著手。針對行為實驗的證據與她的假設來進行比較，並幫助梅格看到前後矛盾的差異。她不僅一點也不失敗，而且還明顯是一位打字速度優異的人。

正如你所能想像的，這將會需要進行大量的行為實驗，在梅格的錯誤假設中進行大規模的梳理，並多次輕輕推動來進行改變。成功的認知行為療法可能需要一段時間，有時可能需要再嘗試一次。請堅持到底。如果你只被安排了幾次諮商晤談，但卻還不夠的話，請爭取更多次晤談機會。如果還是不管用的話，就自己繼續努力，或找一位朋友或家人一起進行，或下載一款認知行為療法的線上應用程式。

認知行為療法的自助書包括艾德蒙・伯恩（Edmund Bourne）的《焦慮與恐懼自我療癒手冊》[26]。一個關於自助書籍工具的警告：如果你試圖要完美執行，並且因為短期內缺乏進展而自我責備，這只會讓情況變得更糟。請記住，這不是一項考試，而是一個過程，可能還是一個緩慢的過程，旨在幫助你一點一點地改變思考、感受的方式，並好好地過生活。你很有可能會前進兩步卻又後退一步，但堅持下去，最終就會獲勝。

認知行為療法有一些不同的變化類型，如果你目前進行的治療不完全照著這裡所描述的模式進行，也不必擔心。舉例來說，有一種名為認知分析療法（cognitive analytic therapy，CAT）[27]。如其命名所指涉的，這個療法將認知行為療法結合你生命早期的經歷及情緒探索，將你帶到當下所處的位置。這個療法適合某些人，尤其是顯然是人生階段初期的創傷所引發焦慮症的人們。

正念Mindfulness（正念認知療法Mindfulness-based CBT，MBCST）

這是認知行為療法的一個分支，基於佛教及其他東方哲學的原則。它由美國科學家喬・卡巴金（Jon Kabat-Zinn）等人所創立。他是《當下，繁花盛開》（*Wherever You Go, There You Are: Mindfulness Meditation In Everyday Life*）[28]一書的作者，強烈推薦這本書。反過來，他追隨了暢銷書《當下的力量》（*The Power of Now*）的作者艾克哈特・托勒（Eckhart Tolle）的早期作品，該書於一九九七年時首刷出版，現在由新世界圖書館（New World Library）出版社於二〇〇四年發行。

托勒是個有趣的人物。他的生活看起來很美好，有很棒的工作、財富、受人尊崇的地位及良好的人際關係，但他過得很悲慘。慘到他想過要自殺。幸好他沒有這麼做，但是，他反而苦思了很久，思考自己為什麼這麼不開心。他得出了結論，因為他從來沒有真正享受過成功所帶來的一切，因為他花了太多時間不是為了自己做錯的所有事和發生在自己身上的壞事感到遺憾，就是在擔心未來可能會出錯。因此，他想出了一個徹底的解決方案，那就是放棄一切。我的意思就真的是放棄一切。他放棄了自己的工作、女朋友、房子以及財富，就像一個流浪漢般生活，乞討食物並以冥想來度過他的每一天。大約一年之後，他腦海中出現了一本書的樣貌，這本書後來成了《當下的力量》，成為售出數百萬本的暢銷書，讓他再次富有。真有趣，人生竟會有此轉折。

因此，**托勒想要傳達的訊息在本質上很簡單：學著活在當下，而你的問題就會消失不見。**我們多半都痛苦，成因不是發生在我們身上的那些事，而是為自己犯下的錯誤自責、抱怨早已發生的事如此不公平，害怕未來的變化無常。無論如何，這都只是一種沒有事實根據的觀點，因為我們對事物的記憶是選擇性的。相較於一位公正觀察者的評比觀點，患有焦慮症的人往往會有更消極、更痛苦的評價。他們也害怕各種災難，但其中有九九%不會發生。這不是指壞事從來都不會發生，而是會發生的事往往出乎意料之外。你的擔憂只是一種需要用來逃避的幻想，你可以藉由活在當下來做到這一點。請閱讀《當下的力量》，這是一本很棒的讀物。

當我們討論到讀物的主題時，《正念：八週靜心計畫，找回心的喜悅》（*Mindfulness: A practical guide to finding peace in a frantic world*）[29]可能是在書市針對該主題的最佳讀物。Headspace這個應用程式適用於Apple和Android裝置，前十天免費，非常適合喜歡透過聽來練習的人。它有三個「基本原理」來引導冥想，還有一個可供挑選的主題庫，包括壓力、焦慮、渴望等主題。冥想時間從三至二十幾分鐘不等，隨著你對此的熟練度提高，可根據方便進行時間的長短來增加冥想的時間。有人告訴我，Calm這個應用程式也很棒，可以免費試用，或許值得一試，儘管我自己沒有使用過。

我對此稍微加以簡化，但對我而言，**正念有兩個主要原則。第一個是真正地活在當下，我在前面已詳述。另一種是停止對抗，這意味著要停止對抗過去、未來、不公平、你的症狀、你的感受和情緒，以及你感知到的不足等一切。**只要感受這個當下就好。**別想著要做什麼事，只要坐在那裡。**還記得我之前說過，關於焦慮之中最糟糕的部分，就是**對於恐懼感到害怕嗎？**一位正念治療師會鼓勵你接受並感受自己的焦慮，而不是與之抗爭。焦慮會故意和你作對，就像小狗和一個不喜歡狗的人在一起：當你試著要它走開，這只會引起它的興趣來煩擾你；當你接受，甚至熱誠歡迎時，它就會離你離得遠遠的。與其試著忽視且逃避焦慮所引發的身體症狀、讓你受苦的紛亂思緒，不如有意識地體驗這些事物的本質：正常、無害而且短暫的體驗。如同在上一個單元中我曾提及的那一群鳥。不要評斷自己的症狀和想法或企圖從中得出結論，去感受這些事物吧。

我為我的患者安排了一項正念的考題。當你進入這棟大樓時，大門旁邊有一個花圃，那些花是什麼顏色？多數的人都無法回答這個問題，因為他們忙於思考即將到來的門診或在此之前所承受的所有困擾，但過去早已過去。門診時間很快就會到來，到時候會有足夠的時間來一一解決問題。當你走向正門的那一刻，所能擁有的當下就是那個花圃。當下就好好地體驗。它就是當下唯一真實的事物。

雖然正念在原則上相當簡明單純，要實行卻很棘手，因此你可能需要一些協助。雖然有許多一對一為主的治療師將正念納入晤談中，但正念的課程通常是以分組方式進行。如果有人邀請你加入該性質的團體，請欣然接受。許多實例可以證明這個方法的有效性。除非你願意，否則不必與小組成員進行太多的互動，因此如果有社交焦慮，就不必擔心會碰到難以應對的社交需求。

接受與承諾療法Acceptance and commitment therapy（ACT）

這是正念認知療法的類型之一，越來越受到歡迎。該療法的重點都在名稱之中。接受擁有的種種症狀，甚至進一步接納自己的限制和困境。不要試著避開或逃離這些事。順應你自己的感覺。允許自己不必什麼事都擅長。觀察自己的弱點，而不是用這些弱點來評判自己，肯定自己的長處。別去管「為什麼」，接受事實，接受所擁有的一切。

ACT也可以代表不同的首字母縮略詞：

- ▼ Accept your reactions and stay present 接受自己的反應並活在當下
- ▼ Choose a valued direction 選擇一個值得重視的方向
- ▼ Take Action 採取行動

你的感受及症狀本質就是如此，但你可以控制自己對它們的反應。這就是承諾投入的時候了。無論這件事讓你有什麼感受，你將會同意自己的治療師建切換行動的路線，並對這件事投入承諾，與此同時，承認並體會這些感覺。

感覺這種事很棘手，特別是當這些感覺是另一個人所引發時。「棍棒和石頭可能會打斷我的骨頭」[30]……但言語上會造成更為嚴重的傷害。因此，才需要讓治療師協助你在不逃避感受的同時，也讓自己走向正確的道路，這將帶來極大的幫助。

針對多數的焦慮症，接受與承諾療法都很有效果。如果你想閱讀更多內容，請參閱史蒂文·海斯（Steven Hayes）和斯賓塞·史密斯（Spencer Smith）的著作《走出你的思想，走進你的人生：全新的接受與承諾療法》（*Get Out of Your Mind and Into Your Life: The New Acceptance and Commitment Therapy*，中文譯本書名暫譯）。

針對焦慮的探索性療法 Exploratory therapy for anxiety

英國國民保健署所進行的大部分心理治療，都是以認知行為療法（或多或少強調認知元素，取決於所治療的問題）及正念作為基礎。對於多數患有焦慮症的人來說，關注此時此地並改變思維和行為，似乎至少與探索恐懼過往的起因一樣能帶來幫助。這方法也快上許多，因為認知行為療法通常有六至二十次的治療會面，每個星期一次或一次以上，期間長達幾個月甚至是幾年。

深入瞭解自己為何會到達現在身處的這種狀態，並不一定代表著會緩解你的症狀。然而，發展洞察力只是探索性（心理動力）心理治療（exploratory psychotherapy，EP）的要素之一。更重要的一件事，可能是你與治療師的關係。在探索性心理治療中，你的治療師會鼓勵你檢視自己在諮商晤談中經歷的感受。隨著時間的推移，你通常會對這些晤談和治療師產生一些感受，這些感覺反映你在人生初期和一些關鍵角色的感覺和經驗。這就是所謂的「移情作用」（transference）。許多採取探索性療法的治療師認為，針對過往有害關係下所產生的問題，移情就是修復類似傷害的最佳方法，特別是在童年時期造成的創傷。

從這個探索性療法的運作原理的簡短描述中，你可以明白有些人或許能從中得到幫助，但專注於當下的思維及行為的療法對他們無益。例如：如果你的整個童年時期，無論在家中或學校都備受欺凌，你可能會發現，你的焦慮、缺乏信任以及親密關係的迴避，讓你成年後一段又一段的關係備受破壞。你就是無法放下，而這些感受也可能會進入治療過程中，因為你也很難信任你的治療師。這種恐懼阻礙了在治療關係這個安全範圍的發展，藉著恐懼的克服，你就可以在其他的環境中學會信任。這只是一個例子，但它闡述了有些人能在認知行為療法的模式之外得到幫助的原因。

在執行層面上，多年的探索性療法多數人來說並不實用，而且往往不在英國國民保健署的負擔範圍內。然而，透過短期並專注的心理治療，在短短幾次的諮商晤談中，可能就能成功解決讓你焦慮的單一問題。顧名思義，這種療法是專門針對眼前待解的問題，而非針對整個人生階段來探索。認知分析療法（請參閱前面「認知行為療法」內容）也往往比充分發展的探索性療法更快，因此有時在英國國民保健署的負擔範圍內。

其他替代療法

我不打算在這裡討論各種替代性心理治療，因為這些療法真的不是我擅長的事。我在醫學的科學實踐中得到專業訓練，主要的依據是研究結果的證據，也藉由我和同事們的臨床經驗、患者們的經驗來獲得有根據的觀點。

相比之下，替代療法（alternative treatment）不是一門科學而是一門藝術，因此不會有大量的研究證據來支持它們的論點。我指的並不是替代療法對你發揮不了作用，它可能有效。但是，如果要問我這件事，就像詢問一位畫家和室內裝潢師關於達文西的一幅新的畫作。他也許能說出所用的油漆，但僅此而已。但聽我說，如果你相信替代療法，對你也確實很管用的話，那就大膽一試吧。對你來說，若能從任何事物中獲得益處，那都是有效的證據。當你的朋友比爾說焦慮症的最佳治療方法，就是每天在一塊月岩（而他非常樂意賣給你）下連坐五個小時，還叫你不要去看醫生，你不要被他給誤導了。我如果要尋求法律上的建議，我不會詢問我的肉商。請去看你的全科醫生。

關於催眠及針灸用來治療焦慮症，目前已有一些研究證據，但我不認為它們的重要性能與我在此概述的多種療法相比。先驗冥想確實有一些證據上的基礎，這並不奇怪，因為它與正念練習有許多共同之處。

再說一次，我不打算在這裡討論宗教，因為這不是本書的內容，但我還是要說。我有許多病人似乎都從他們的宗教信仰中得到獲益無窮的幫助。如果你有宗教信仰，可以尋求宗教上的協助，但不要讓任何人對你說：焦慮是罪惡所造成，或你祈禱得不夠。我有一些最焦慮的患者，也同時是最虔誠的信徒。

如果你所在區域的醫療保健單位無法立即提供所需要的治療，請先稍稍施力來推動這件事。正如人們所說，吱吱作響的車輪才能得到油。如果你有嚴重且長期的焦慮症，而它也干擾到你的生活，你有權獲得有效的治療。如果需要，請推動這件事。如果你還是空手而歸，並且有足夠的資金，請考慮私下尋求心理治療。請你的全科醫生處給予建議，關於該尋求哪一種治療方式、該向誰尋求治療。全科醫生知道最好的治療師是誰，而有一些治療師及諮詢師並不值得你付出辛苦賺來的金錢。如果你有私人的醫療保險，你可能需要被轉介到身心科（心理健康方面的專科醫生）來診斷並監督治療。在我看來，無論如何，看身心科醫生並不是一件壞事，因為自我診斷並不一定可靠，第一次治療的模式證實不一定都有效用，有時，心理治療需要同時搭配藥物才會有效。

25 Cognitive triad，在貝克提出的憂鬱認知理論，憂鬱症有三種認知型態。認知三角是對三個面向的認知：（一）自己、世界及未來；（二）自己、現在及過去；（三）自己、他人。

26 繁體中文版本由心理出版社於二〇一〇年出版。

27 最初由英國國家衛生服務機構建立的一種心理療法，目的是提供有效且負擔得起的心理治療，公共衛生單位來提供，它的獨特之處在於協作性質，在認知和分析實踐的整合上讓患者積極參與治療。

28 繁體中文版本由心靈工坊於二〇〇八年出版。

29 繁體中文版本由天下文化於二〇一八年出版。

30 這句話來自英文常用來表達意志相當堅定，足以抵抗言語上的暴行或指控：「棍棒和石頭可能會打斷我的骨頭，但言語永遠傷害不了我」（Sticks and stones may break my bones, but words will never hurt me）。

CHAPTER 8

無須排斥治療焦慮症的各種藥物

關於焦慮症在藥物治療上的常規，很少有其他主題更引發更熱烈的爭論。每個人似乎都有他們很樂意強加給你的觀點。一個人的意見強度，相對於他們的知識及智慧是成反比的，這個通則在此合理成立。換句話說，對於你不時在媒體上看到關於治療焦慮症的藥物療效或其他危言聳聽的新聞標題，要抱持懷疑的態度。這些藥物並非安慰劑，卻也不是解決一切問題的仙丹妙藥。

許多精神病藥物方面危言聳聽的聲明，都是關於憂鬱症的抗憂鬱藥物，但同樣的這些倡導者也針對這些藥物及其他焦慮症藥物發表聲明，所以我要在此談談這些爭議。我也很想滔滔不絕地談偽裝成該領域研究的「假新聞」，但我想這會因此讓人昏昏欲睡。無需多說，診斷、顯著閾值（thresholds of significance），以及安慰劑效應（the Placebo Effect）[31]的強度，這全都會讓研究難以解讀。

什麼時候焦慮是一種診斷，而什麼時候只是一種情緒？要加入藥物的臨床試驗，你的症狀需要多麼嚴重？測試的藥物是否僅對某些類型的焦慮症有效，在這種情況下，它在研究中是否就無法證明其功效，無法涵蓋每個患有焦慮症的人？焦慮程度要降低多少才算顯著？安慰劑效應會有多強烈？我接著來回答其中的三個問題。

藥物主要對多數嚴重的焦慮症有幫助，針對於某些疾病又比對其他疾病相對有效。在英國精神病學雜誌（*British Journal of Psychiatry*）中，有一篇戈登・帕克（Gordon Parker）教授近期的文章指出，如果你將所有「嚴重呼吸困難」患者的狀況混為一談，作為同一項診斷結果，結果也只是提供多數患者無效的治療，因為可以改善支氣管炎的有效藥物，對哮喘一點也不管用，而針對焦慮引發呼吸困難的有效藥物卻會使哮喘惡化。當你進行一項研究時，將不同類型焦慮症的患者全放在一起也會出現同樣的問題。

安慰劑效應非常強烈，在研究過程中，接受醫生詢問也會有如此的效果。幾年前，當我進行一項關於鎮靜劑戒斷的研究時，我們必須與納入協議的試驗患者進行初步的訪談，在程序開始的前兩個星期進行。這些訪談主要是為了測量受試者焦慮的基線水準。研究人員接收的指示，是每次會面中都不進行任何治療，只是執行各種評定量表和其他的數值測量。但在實行過程中，這些研究人員們，作為溫暖關愛的人，會與受試者在交談中給予支持，詢問他們過得如何，對他們的抱怨表示同感，詢問他們寵物的近況等等。

在臨床試驗開始前的磨合期，僅僅因為這些「閒聊」，這個小組平均的焦慮水準減少了一半。看起來，一些非特定因素，如提供心理支持的人際接觸等，對於焦慮有顯著的影響。

所以說，研究是難以解讀的。但我試圖這樣做，本單元就會總結我的結論。在我們開始之前，這裡提供一個概要：如果心理治療的方法對你有效，就不要為了藥物費心了，但如果你的焦慮症嚴重到無法有效參與治療，適當的藥物就能為你有效改善。如果你處於盲目恐懼的狀態下，則無法進行治療。削弱藥物對你的影響，可能會讓你從原先的害怕變成焦慮，但可以有效地思考和行動。目的不是以藥物來消除你的焦慮，因為你在停藥後仍會恢復，但充分地減少焦慮可以讓你足以進行治療所需的事，以長期應對你的焦慮。雖然有一些人需要無限期地繼續用藥，但一旦心理治療奏效後，多數人就可以慢慢停用。

以下是最常用於治療焦慮症的幾種藥物類型。

SSRI抗憂鬱藥物

顧名思義，這些藥物（選擇性血清素再回收抑制劑，SSRIs）主要作用於血清素（Serotonin）這種神經傳導物質。它們包括氟西汀（百憂解〔Prozac〕）、帕羅西汀（克憂果〔Seroxat〕）、氟伏沙明（蘭釋〔Faverin〕）。丁螺環酮（布匹隆〔Buspar〕）主要作為抗焦慮藥物來銷售，作用與SSRI藥物相似。SSRI藥物通常被視為焦慮症的第一線藥物治療。

關於SSRI抗憂鬱藥物，需要留意的最重要關鍵是，它們往往會讓你在一開始時感覺更加惡化，可能長達兩個星期。如果可以的話請堅持下去，因為這種最初的副作用往往會消失，而對你有幫助的藥效可能需要四至六個星期才能發揮作用。如果你感覺很糟糕，就應該停止服用這種藥物，然後儘快去看醫生，因為很有可能更適合讓你服用的另一種藥物。一旦確定要使用SSRI藥物進行治療，請每天服用，直到醫生建議你停止為止。如果沒有定時服藥，就會失去作用。

對於患有嚴重焦慮症的人，SSRI藥物有很大的助益。

由於減緩焦慮的作用被延遲了，SSRI藥物幾乎沒有上癮的潛力。由於制約（conditioning）的力量，任何立即產生藥效的藥物都會帶來風險（請參閱Chapter 2）。焦慮的減少與一種藥物的服用，兩件事結合後就有強烈的吸引力，讓人想要繼續服用該藥物（難以抑制的渴求）。由於SSRI藥物沒有發生這種直接的配對關係，因此服藥上很少或不會上癮。說了這麼多，在定期服用SSRI藥物一段時間後，你還是不應該突然停藥，如果這麼做，可能會出現戒斷症狀。如果在幾個星期內逐漸減量藥物來緩解，你就會安然無事。

SSRI藥物能為有嚴重焦慮症的人帶來許多幫助。本質上，它們能為你爭取時間，在一段夠長的時間內減少焦慮，讓你能順利進行心理治療，從而為症狀提供永久性解決方案。由於長期服用也相當安全，所以沒有停藥的急迫性，雖然可以的話，最終停止用藥還是個好主意，但除非你的醫生建議你這麼做。

如同所有的藥物一樣，使用SSRI藥物也有一些注意事項。因為它們一開始會導致症狀惡化，除非身邊有相當穩定的親友支持，任何曾有自殺念頭的人在使用任何一種SSRI藥物前應該好好想清楚。如果你有癲癇、心臟、肝臟或腎臟上的問題、青光眼或糖尿病，請確保開藥的醫生瞭解這些情況。它可能與你正在服用的其他藥物相互作用，因此再次確保你的醫生有一份你使用藥物的清單，也包括阿斯匹靈等非處方藥物。SSRI藥物可能會導致某些人的性功能障礙，特別是難以達到性高潮。這在你停用藥物後就會解除，但如果你對性感到焦慮或在長期服用SSRI藥物後對性事失去興趣，就可能出現長期持續性性功能障礙。

其他抗憂鬱藥物

大多數的抗憂鬱藥，比SSRI藥物更早被人們使用，也可以有效減輕焦慮。舉例來說，有三環抗憂鬱劑（the Tricyclics），如阿米替林（amitriptyline）、丙咪嗪（imipramine）、氯米帕明（clomirpramine），以及多舒平（dosulepin），這些藥物沒有商品名稱，因為最初的製造商大多已停止生產。相關且比較新的藥物，有曲唑酮（美舒鬱〔Molipaxin〕）和洛非帕明（lofepramine/Gamanil）。如今，三環抗憂鬱劑的使用比SSRI藥物少，因為它們往往有更多副作用，並且過量服用會造成危害。但對於那些不習慣使用SSRI藥物或需要外力幫助來入睡的人們來說，它們可能就很有成效。它們大多具有鎮靜作用，對於需要助眠作用的人來說會是一項選擇，不太會甚至完全沒有成癮的可能。

MAOIs藥物（單胺氧化酶抑制劑）甚至比三環抗憂鬱劑更為久遠，已經存在六十多年。舉例來說，有苯乙肼（Nardil）和反苯環丙胺（Tranylcypromine）。基於一些不方便的副作用和飲食限制，它們也很少被使用。服用MAOIs藥物時吃奶酪、酵母產品或食用任何致敏物，尤其是紅酒會造成危害。還有一些它與其他藥物的相互作用需要避免。嗎氯貝胺（Manerix）這種較新的相關藥物，就可以避免其中一些問題，儘管它是否與舊藥物一樣有效，人們仍存有一些疑問。有些人認為MAOIs藥物對於恐慌症、恐懼症及健康焦慮症的治療特別有效，但基於我上述提及服藥上的種困難，在我的診所中我不經常使用。

對於焦慮症的治療，有一些較新的抗憂鬱藥可能也有效，其中包括文拉法辛（Efexor），它是一種強效抗憂鬱藥物，但對患有心臟病的人來說可能風險更大，並且對某些人來說可能比SSRI藥物更難戒除。美妥平（Mirtazapine）具有鎮靜的作用，因此可能對失眠的患者有幫助，並且相較於SSRI藥物所引發的性功能障礙之影響更少，但有時會導致食欲急遽地增加，因而導致體重增加。在一些甚為罕見的案例中，它可能會有潛在危險的副作用，就是讓身體停止產生某幾種白血球（顆粒性白血球缺乏症）。這種罕見併發症的症狀會很像流感。如果你使用美妥平後很快就開始發燒並感到身體不適，請停止服用並儘快去看你的全科醫生。這情況是可以逆轉的，但需要儘早地發現。你有可能只是被病毒感染了，但最好不要冒這個風險，以簡單的血液檢查來排除顆粒性白血球缺乏症的可能。

這是抗憂鬱藥物的快速遊覽，這也只是概括關於它們的一些相關訊息。請閱讀藥物所隨附的個案使用須知（patient information leaflet，PIL），但服用時要包有半信半疑的保留態度。世界各地，所有被通報的副作用，儘管發生一次，製造商也都必須藥物上註明。如果你閱讀撲熱息痛（Paracetamol）這種藥物的個案使用須知，副作用的列表將以「暈厥、昏迷和死亡」作為結語，這很可怕，但我們之中多數的人在頭痛時服用它都非常安全。如果擔心有任何副作用，請與全科醫生討論。

苯二氮平類藥物（Benzodiazepines）

當我一開始以精神科開業時，這些對大腦中的γ-胺基丁酸系統起作用（請參見Chapter 2）鎮定劑，幾乎是不加思索地就輕鬆地把藥單開出去，無論是針對抱怨或只是單純不快樂。接著開始有新聞報導，人們開始出現對藥物依賴，並在試圖停用藥物時出現戒斷的症狀。正如常態發生的事一樣，我們所服務的醫學界和公眾又走向了另一個方向。改變通常是透過革命完成，而不是緩慢又明智的轉變，鎮靜劑的使用歷史也不例外。地西泮（煩寧）、氯二氮平（Chlordiazepoxide，氯氮卓〔Librium〕）、蘿拉西泮（安定文錠）和阿普唑侖（alprazolam，贊安諾錠〔Xanax〕）被妖魔化成危險的成癮藥物，應該要不惜一切代價來避免服用。在我看來，這是一種恥辱，因為就和往常一樣，真相就在其中。

苯二氮平類藥物的鎮靜劑具有潛在的成癮性，但不是太強烈。酒精也是如此，但我們多數人都相當愉快地飲用，沒有什麼問題。對於有酗酒史或嗜酒傾向的人而言，這是一個壞主意，而他們如果使用鎮靜劑也一樣不太明智。現有的研究顯示，即使是多數定期服用苯二氮平類藥物的人，後續也不會增加使用劑量。多數以緩慢逐步減少服用的一般用藥者也不會有嚴重的戒斷症狀。

這些藥物的問題，在於它們能立即發揮作用。這與SSRI藥物形成對比，後者需要幾天或幾個星期才會產生作用。如果你患有嚴重的焦慮症，在服用藥物會就立即減緩焦慮，那麼它就有強烈的吸引力（心理依賴）讓你繼續服用它，而這種情況在服用具有延遲作用的藥物時就不會發生。也就是說，除非你使用藥物是為了爭取時間，減少短期的焦慮，足夠讓你能完成需要進行的治療工作，以實現你尋求的長期結果。

因此，對於在服用SSRI藥物的前兩個星期感到痛苦不已的人，或這些藥物對他們來說毫無藥效的人而言，苯二氮平類藥物是一種短期的解決方案。如果對你而言，心理治療是一個不可能跨過的障礙，它們也可能有助於你著手開始。假設你一直與恐懼症鬥爭著，也列下可怕情況的種種等級，但由於焦慮太嚴重，就無法從階梯的第一階開始。鎮靜劑的一次性使用有助於你開始，因為一旦克服了第一階，其他的梯階往往會更加容易。不過要小心。如果每次面對所害怕的事情時都要服用地西泮，就不會是解決方案。只能在短期內（最多幾天）或偶爾使用它。對於特定情境的恐懼，例如：對搭飛機的恐懼，就是另一種可以偶爾使用的狀況。不過，請務必在飛行前測試藥物。人們對苯二氮平類藥物的反應有極大的差異。如果你正好對藥物異常地敏感，並且到達機場時還是第一次服用，那麼便可能會有出現類似喝醉的狀態，並被拒絕登機就座的風險。選擇無關緊要的時候進行第一次的嘗試，例如：一個待在家中的平靜星期日，這樣就可以瞭解藥物的影響及有效的劑量。喔，不要服用鎮靜劑時開車。

直覺上，我認為苯二氮平類藥物應該對恐慌發作特別有幫助，因為這種發作只會間歇性地發生，需要一種快速產生作用的治療。不幸的是，一些研究結果顯示這些藥物對恐慌症效果不佳。

還有其他苯二氮平類藥物被用來當安眠藥使用，例如：替馬西泮（temazepam），但這些藥物已在很大程度上被相關的「Z類鎮靜安眠藥物」所取代：佐匹克隆（zopiclone）、唑吡坦（zolpidem），以及扎來普隆（zaleplon）。雖然與苯二氮平類一樣，作用於相同的化學系統，但這些藥物的作用方式更為微妙，促進睡眠的藥效比減少焦慮的藥效更大。雖然不是很容易上癮，但就和苯二氮平類鎮靜劑一樣，需要謹慎地使用。

抗癲癇藥物

大多數用於治療癲癇的藥物都具有鎮靜的作用。它們尚未廣泛用於治療焦慮症，但我預計未來會更頻繁地被作為處方藥，因為它們的安全性（在那些沒有腎病或心力衰竭的人中）和低成癮的可能性。最廣泛用於治療焦慮症的抗癲癇藥物是普瑞巴林（利瑞卡 Lyrica））。如果你需要長期服用抗焦慮的藥物，但不繼續使用SSRI藥物或其他抗憂鬱藥物，那麼普瑞巴林可能是一個選擇。一開始它較為昂貴，因此有一些全科醫生不願意開出該處方。

Beta受體阻斷藥

本質上，Beta受體阻斷藥是抗腎上腺素的藥物，但只能對抗這種荷爾蒙對身體的影響，而不是大腦。他們可以幫助那些因為焦慮時產生身體症狀的人，特別是在技能表現方面。我以前會拉小提琴，在公共場合表演時我的手經常會顫抖，導致琴弓無法好好貼合在弦上。這情況發生得越頻繁，我就越是意識到觀眾之中每個人都能看出我有多麼焦慮，我變得越來越尷尬，從而陷入一個惡性循環中。心律錠（Propranolol）

是一種具有廣泛作用的Beta受體阻斷藥，有助於減緩我的顫抖，儘管它確實會讓我輕度的哮喘變得嚴重。任何患有嚴重哮喘的人都不應該服用心律錠。

Beta受體阻斷藥或許對由自我意識所引發的社交恐懼症患者有幫助，他們通常會臉紅、顫抖或出現其他因焦慮而產生的身體影響，但這方面的研究結果還是令人失望。人們會期望它們有助於對抗驚慌發作的症狀，但幾乎研究結果能證實這一點。如果你主要憂心的是其他人發現你的焦慮表現，例如：你要在工作時進行演說，那麼這種藥物可能就值得一試。和其他偶爾用於應對特定情況的藥物一樣，請勿在真正的關鍵時刻時進行初次的嘗試。服用這些藥物一定要經過醫師的建議。

抗精神病藥物

這些藥物主要用於治療精神分裂症等精神病，也被稱為「主要鎮靜劑」，因此大家就會認為它們有助於患有焦慮症的人。實際上，這些藥物卻往往不如我上述所列的藥物有效。醫生們經常開這個處方，是因為擔心苯二氮平類藥物的依賴性風險，但這種適應症的正確性很可疑，因為長期使用抗精神病藥本身就有風險（特別是發生異常的不自主運動（遲發性運動障礙））。如果這些藥用對你有功效，那很好，但不要長期地服用，除非你的醫生建議你這麼做。

自然草藥療法

草藥療法和其他替代療法如此受歡迎的事實，在我看來，是由於一種基本的誤解，即「天然」更好、更安全。你不同意？好的，不然你來吃毒芹，而我來喝可口可樂吧。草藥療法通常含有多種物質，其中有許多從未經過安全性或有效性測試。這些物質不必通過藥物化合物所需要的嚴格測試。它們與其他藥物的相互作用與醫學上的處方藥一樣多。只因為一種物質存在於自然之中，並不代表它就是安全的。天然存在的鋰鹽（lithium carbonate），雖然是治療躁鬱症的一種重要藥物，卻是我開出最有潛在毒性藥方。

這並不是指草藥療法永遠不會奏效。嘿，如果阿特拉斯甲蟲糞便的提取物對你有用，請使用它，假設你很高興它是安全的。我不反對安慰劑，它可以對那些相信它們的人產生有效的有益影響。告訴你的全科醫生你正在服用它，並隨身攜帶任何說明其成分的物品，以防你的藥物包含可能與你的其他藥物相互作用的活性化合物。

關於大多數草藥的療效，幾乎沒有什麼實證，儘管有少量證據顯示山楂、洋甘菊、檸檬香蜂草（lemon balm），以及西番蓮（Passion Flower）可能比安慰劑更為有效。現在已有更為有力的證據可證明卡瓦胡椒（kava）[32]的功效，但它可能造成肝臟損害，有時還相當嚴重，所以在英國並非是醫生處方中的用藥。

鴉片類藥物、酒精，以及其他不可做之事

鴉片類鎮痛藥，與鴉片、嗎啡和海洛因一樣，是作用於身體同一處感覺器官的藥物，具有強烈的抗焦慮作用，但請不要將它們當成鎮靜藥物來使用。可待因（Codeine）是鴉片類藥物，儘管是相當弱的一種。如果經常地使用，所有的鴉片類藥物都會很快地產生耐受性。也就是說，它們會失去作用，導致劑量迅速增加。而且都帶來嚴重的戒斷效應並產生強烈渴望。也就是說，它們非常容易上癮。如果你擔心手術後醫生處方的鴉片類止痛藥的劑量增加，請儘早告訴你的全科醫生。尚有其他止痛藥不必承擔鴉片類藥物的風險，並且在你停用時也不會讓你的焦慮逐漸增加。

酒精也是一種鎮定劑，不過是很糟糕的一種。在我看來，如果今天有一家製造商要申請許可證，讓酒精作為一種新藥物，他們會被斷然地拒絕，因為酒精頻繁、重度的飲用，會造成多種副作用、耐受性、戒斷作用、成癮潛力，以及對於身體各部位的

有害影響。不要以酒精來應對焦慮。還有更好的藥物可供使用，因此請再與你的全科醫生討論你的需求。

總之，用於治療焦慮症的有效藥物有許多種。為了能夠有效地進行心理治療，如果有需要的話就使用藥物來為你爭取一些時間，同時尋求解決恐懼的長期方法。

注釋——

31 安慰劑效應又稱偽藥效應、假藥效應，意指病人雖獲得無效的治療，卻自己預想或相信治療有效果，個案因為產生症狀舒緩的現象。

32 卡瓦胡椒，又稱為卡瓦醉椒或毒椒，為胡椒科灌木，可以同時用來指稱該植物或經過簡單加工後調製成的汁液。主要產於西太平洋地區，如夏威夷、斐濟、萬那杜等太平洋小島。由過量的卡瓦可能造成會肝臟損害，有些國家禁止販售。

CHAPTER 9

針對特定焦慮症的治療方式

大部分的焦慮症對我在最後兩個單元中列出的大多數措施和治療都有反應。無論焦慮的類型和嚴重程度如何，都需要改變生活並學習新技能來對抗恐懼。如果你的焦慮嚴重且持久，你很可能需要一些心理治療，如果你為此感到掙扎，便將需要在中短期內服用一些藥物。但是，就最有效的方法而言，各種類型的焦慮症之間存在一些差異，我將在此處討論這些。

廣泛性焦慮症（GAD）

正如我在Chapter 1之中所解釋，廣泛性焦慮症是由警醒程度過高所引起的問題。你總是過度運轉，而腎上腺素會導致如此。抗腎上腺素的藥物（Beta受體阻斷藥）會對抗腎上腺素對身體的作用，但不會對抗運轉過度的中樞神經系統，以及導致腎上腺素釋放的恐懼。苯二氮平類藥物，如地西泮，會讓你平靜下來，讓你一直處於緊張狀態的肌肉放鬆下來。問題是，正如我在Chapter 8中所說，長期使用這些藥物可能會上癮，而廣泛性焦慮症就是一種長期病症。

SSRI抗憂鬱藥物和三環抗憂鬱劑，都沒有與苯二氮平類藥物的上癮風險，因此可以長時間服用。不幸的是，證據顯示，它們對廣泛性焦慮症在療效上還不如針對恐慌症的藥效來得強。使用SSRI藥物的前兩個星期可能很難熬，在此期間可能需要需要來添加苯二氮平類藥物。在服用SSRI藥物的初始階段，（三十歲以下的）

年輕人似乎更有可能產生自殺的念頭，因此認知到這一點並給予支持是相當重要的。

抗癲癇藥物，如普瑞巴林，具有非常低的成癮潛力，但往往具有鎮靜作用。雖然在短期內有一些昏昏欲睡還可以接受，但如果你需要更長時間地用藥，那就不太理想了。

有力的研究證據顯示，認知行為療法、正念、以及接受與承諾療法，可以有效治療廣泛性焦慮症，而且與藥物治療不同的是，它們的效果會持續到治療期間結束後一段長期的時間。話雖如此，當人生變得不盡理想時，廣泛性焦慮症確實就會捲土重來，因此你可能會進行不止一次的治療。擁有一本不錯，關於認知行為療法的自助書，或正念的手機應用程式（請參見Chapter 7）會是個好主意，當生活變得複雜時，你可能需要不時地回歸其中。在任何情況下，我都會建議，終生而且每天都進行較簡短版本的放鬆練習或正念練習。

為了逃脫恐懼，你將需要改變自己整個人生的運作方式，以及迄今為止一直運行的種種假設。人生的重點不是控制、達到目的或批判，而是體驗及不間斷地學習。人生是關於培養同情心，尤其是對待自己的同情心，並准許自己犯錯。人生是關於讓生活隨心隨性地運行，而不是照著你的方法。你可以脫離所有的焦慮，但這可能是一個漫長的過程。不過，有一條絕對不能打破的規則：如果你的努力不能完美地解決焦慮，你也不准批評自己。不要批評審判，只要堅持下去。

最重要的是，如我在Chapter 5及Chapter 6中所提及的，你應該從改變和發展各種技能開始，如果你的廣泛性焦慮症嚴重且持續一段時間了，請透過你的全科醫生來轉診以便進行某些特定的治療，並且只在你需要有效地參與治療的情況，才服用藥物。長期使用抗憂鬱藥物是安全的，而許多人在有效治療後也都能慢慢戒掉。

恐慌症（Panic disorder，PD）

令人驚訝的是，目前欠缺強力的證據證明SSRI藥物對廣泛性焦慮症的治療有效，同樣令人意外，苯二氮平類藥物在恐慌症治療上研究表現也不佳。他們照理來說應該要有效用，因為恐慌發作總是突如其來，你會以為如地西泮或作用更快的蘿拉西泮之類藥物是理想的。在恐慌症發作時，苯二氮平類藥物作用的受體γ-氨基丁酸（見Chapter 2）可能被關閉。也可能是恐慌發作的速度太快了，一切都無法及時發揮作用，更何況「產生恐懼－出現身體症狀－產生更多恐懼」的這種惡性循環相當強大，一旦建立了，任何化學藥物都無法與之抗衡。這可能就是SSRI藥物和三環抗憂鬱劑似乎效果更佳的原因，因為它們在下次恐慌發作前，就早已在你的身體系統中建立起來。更值得注意的是，服用苯二氮平類藥物時，恐慌症的患者比廣泛性焦慮症患者更容易上癮。無論如何，SSRI藥物是最常用於這種狀況的藥物。針對不使用抗憂鬱藥物的恐慌症患者，有些精神科醫生開了普瑞巴林或Beta受體阻斷藥的藥方，又同樣令人驚訝的是，Beta受體阻斷藥似乎通常效果不佳。

認知行為療法、正念，以及接受與承諾療法對恐慌症都很有效。你可能需要在早期就服用一些藥物，讓你能更有效地參與治療。最重要的是，每天練習放鬆運動，風雨無阻。一開始沒有，但這不是重點。如同任何技能一樣，必須透過反覆練習來學習放鬆，這樣才會變成下意識的習慣，並且在你有需要時像電燈一樣打開。最難進行放鬆的時候，正是需要放鬆的時候，尤其正面臨恐慌發作時。首先，你這麼做就是為了學習，所以不要指望它在激烈的戰鬥中一開始就發揮作用。你可能需要幾個月時間天天練習，但要堅持下去，因為最終都是值得的。

我之前曾提到一件個人軼事：兩年多來，我每天都在進行放鬆運動。這是因為我在醫學院的第一次口語考試中恐慌發作。我正被一位凶悍的考官盤問著「腎功能衰竭的十大原因，依照發生率來排序」。我的腦子一片空白，當戴著半框眼鏡的他瞪著我時，我全然地驚慌失措，並不得不離開那個空間。醫學院的人相當理解，讓我一年後再重考，但這代表著我必須在這段期間內學會如何應對恐慌發作。我花了大約三個月的時間才讓這項練習發揮作用，大約九個月的時間讓這練習在焦慮情況下有效地發揮（我通過了考試），最後花了兩年多的時間才達到我現在的狀態。我現在可以在需要時於幾秒鐘內開啟放鬆狀態，而無需再進行充分的鍛鍊。它改變了我的人生。有人說我有點遲鈍，因為大多數的人到達每個階段的速度都比我快上許多，但誰在乎呢。我最終還是到達終點了。

要盡量試著限制自己所迴避的事物。如果避開所有自己覺得有可能引發恐慌的事情，那張恐懼清單上的項目就會越來越多。最好是偶爾地恐慌發作，它們會隨著時間流逝而不會對你造成傷害，儘管當恐慌發作時你覺得它們會傷害你。這並不意味著自己必須不斷地觸發恐慌發作的事物來迫害自己，但這確實表示面對恐慌要採取一致且系統的方法（請參見Chapter 7，以及關於認知行為療法和系統脫敏療法的部分）。

恐懼症（Phobic anxiety disorder，PAD）

在這個項目，我想我可以在絕對地斷言。主要的治療方法為行為療法（behavioural therapy, BT），主要是治療讓人患有嚴重到足以干擾其生活需求的特定恐懼症。這一定要包括認知行為療法（CBT）之中一些「C」（cognitive,「認知」）的元素，但必要條件是對於恐懼事物的分級接觸，或該情況和放鬆練習合併（系統脫敏和交互抑制原理，請參見Chapter 7）。這裡的關鍵是仔細準備，學習有效的放鬆練習，詳細繪製恐懼情境的刺激階層，盡可能讓那把梯子多加上幾階梯級。在完成前眼前這一步之前不應嘗試要進行下一個步驟，並且要確保你可以毫無困難地重複。任何步伐都不應該是巨大的飛躍一步，只要比先前一步更具挑戰性就好。你去爬山不是為了要跨出巨大的十步，而是一千個小小步。好吧，我只是在做一個比喻；在你系統脫敏的刺激階層中，你不需要走上一千步，但你確實需要走得夠多步，讓你沒有一步會畏縮地怯步。

這不應該讓你恐懼或造成創傷，它應該具有足夠的挑戰性讓你有點焦慮，才能讓放鬆技巧有空間可以努力。持續前進，緩慢且穩定，堅持不懈。正如我之前所說，你可能需要一位治療師來幫助你解決這個問題。請你的全科醫生介紹一位治療師。如果沒有治療師，請選擇一個明智的朋友，一位你能與他分享你正在做的事以及這方面進展的朋友。你可能會需要請他閱讀這本書，或者至少閱讀本單元和Chapter 7，以便他們瞭解你努力嘗試的基本理由。

過去，有一些治療師會採用「情緒衝擊療法」（flooding）[33]，即讓你處於最令人焦慮的境地，直到你的焦慮消退。所以一個有蜘蛛恐懼症的人被鎖在一個滿是蜘蛛的房間裡。焦慮會上升、達到高峰，但最終隨著你習慣這些蛛形綱動物的同伴後，就會下降。一旦面對並克服恐懼後，未來暴露於相同的害怕對象（在這種情境中為蜘蛛）就不會產生同樣的恐懼反應，因為對於恐懼感到恐懼的惡性循環已被打壞。如果你真的很不耐煩或需要可以快速解決的方案，心理學家可能會建議使用情緒衝擊療法，但我不建議這樣做。這裡需要的不是英雄主義，而是堅持。

藥物治療特定恐懼症的益處有限。唯一有必要服用抗焦慮藥物的時間是，當你到達一個無法繼續前進的停滯期，甚至在欠缺暫時性協助就無法啟動的狀態。在這種情況下，服用幾天苯二氮平類藥物的短期幫助，或許就會讓你開始有些進展。不過要小心；如果它消除了你的焦慮，繼續服用鎮靜劑將是非常誘人的選項，但你如果這麼做了，你就會積累未來的問題。如果有必要，另一種方法是進行行為療法的前幾個星期開始使用SSRI藥物。但這麼做的前提是，在欠缺化學藥物的協助時，你就無法逐步地克服恐懼事物的刺激階層。當你能逐步解決困難，在與你的主治醫生討論後，就能在幾個星期內慢慢地停藥。

懼曠症（Agoraphobia，AP）

這種情況就是一種恐懼症，所以我寫下關於恐懼症的所有內容都適用。但它也與恐慌症有很大的重疊。造成懼曠症的是，每當你跨出你的舒適圈時，你就會面臨恐慌發作，這是創傷性，會增加你的恐懼及閃避。第一個關鍵，甚至比應對恐懼症或恐慌症更重要的是，是盡可能地以最多、最詳細的步驟來繪製你的刺激階層。第二個關鍵是堅持不懈。持續地前進，即使在過程中偶爾會遇到挫折，即使你的進展看起來非常緩慢。第三點（我知道這真的越來越無聊了，但這件事真的很重要），要讓自己進行放鬆練習能相當熟練；練習、練習，以及持續地練習。

假設你足不出戶，是因為只要當自己走出前門就會恐慌發作。梯子上的第一個梯級可能就是你想像自己走到前門的台階上。設法一定做到將這個想像結合放鬆練習。定期地重複進行，如果可以的話，或許每天一次或多次，直到你能夠做到這一點，而不會引起嚴重的焦慮或恐慌。接著，將腳步移至到第二個梯級，這可能就是將後門打開一英寸，並向外窺視長達十秒鐘。先暫時不要將門大開，也不要因為想要加速這個進程而走了出去。繼續遵守你設立好的刺激階層，依次進行計畫好的每個步驟（梯子上的梯級）。理想的情況下，爬梯的速度應該會慢得荒謬，而梯級小到看起來很愚蠢。荒謬和愚蠢和恐怖恰恰相反。無論你要做什麼，都不要逞英雄。不要這麼做，「喔，我受不了了，我要搭火車去倫敦，然後在牛津街度過這一天。」在你還沒開始行程之前，你就會在火車站的平台上發生令人討厭的恐慌發作，並發現自己的進度倒退了。緩慢且穩定是最佳的狀況。我猜測，走出前門十秒鐘可能就代表爬上梯子大約十個梯級，這至少需要花上兩個月至三個月的時間。到達牛津街，當這件事確實發生時，將只會是完成的成就進度再跨出一小步，可能是在未來的幾年或需要更長一段時間。

請尋求支持，不僅是專業人士的協助，還有的朋友或家人，在你跨出舒適圈的初步嘗試時可以陪伴你左右。如果你在初期需要藥物來協助進行恐懼的刺激階層，就請服用藥物。我前面已經提及，苯二氮平類藥物在恐慌症上的治療作用似乎不太好，但如果你發現自己需要某種藥物來邁出第一步，而你的主治醫生也同意的話，那麼就去進行。與你的全科醫生或心理健康的專家來討論此事。服用ＳＳＲＩ藥物也可以協助你得到更快的進展。

針對懼曠症，認知行為療法（尤其是「行為」這個部分）、正念，以及接受與承諾療法都很有用。如果你無法立即就獲得一對一的治療，請考慮網路的線上協助。我不會在此推薦某個特定的線上課程，因為這取決於你面臨難題的性質，但是，例如，如果你在認知行為療法漫長的等候名單，請致電或寫信給你被轉介的心理科醫療單位，並詢問他們關於線上資源的合適建議，以便在你在等待的同時獲得協助。

社交焦慮症（Social anxiety disorder，ＳＡＤ）

在治療上是最為棘手的恐懼症，就是針對社交互動的恐懼症，但還是可以做到。它需要時間、耐心、堅強的毅力，以及支持，一方面不僅來自朋友及家人，另一方面也來自治療師。這是值得做的事，因為有效的治療可以大大改善你的人生。

如同其他類型的焦慮症一樣，服用藥物可以協助你在治療上有效地獲得進展。服用苯二氮平類藥物一至兩天，可以讓你開始有進展，或有力克服你覺得無法克服的障礙，但不要長期依賴它們。ＳＳＲＩ抗憂鬱藥物可以根據你的需求決定要服用多久，但是，一旦你的治療完成並且能與他人接觸之後，你可能就可以慢慢地停止服藥。MAOIs藥物（請參見Chapter ８）是服用上很麻煩的藥物，對於可以吃的、喝的東西有很多限制，並且與其他藥物的相互作用也很多，但它們似乎對社交焦慮症特別有效。Beta受體阻斷藥，則有助於因臉紅或任何因肢體動物展現焦慮、在表現上有障礙的人——這種藥物可以阻止體內的腎上腺素發揮作用，阻斷「對於恐懼的恐懼」的循環。如果你知道自己的恐懼較不容易被他人發現，那麼你對它的恐懼就可能會減少。Beta受體阻斷藥可能對這情況有所幫助。

然而，能造成持久長期的效果，正是治療過程以及每一次療過程之間完成的功課。慢慢地前進，但平穩堅定地走。不要放棄。盡量少評判自己。你的參與比起你在社交場合的表現更加重要。如果你和一群熟人相約見面，並在二十分鐘後說聲不好意思便離開，這就是一種成功，而不是失敗。重要的關鍵是做得比之前更多。你絕對不會做得很好，還不是時候。你克服恐懼和閃避各種情境的主要障礙，不是因為你缺乏技能或他人的評價，而是你、你對自己的不公平批評，以及你的社交表現。拜託，如果你在這本書中沒有學會任何事物，就請自在輕鬆地嘗試做某件事，做得糟糕也行。**結果並不重要，重要的是你嘗試做了一件事。**戰勝你自己，克服自己苛刻自我判斷的傾向，你就能克服自己的社交焦慮症。將你的每一次經歷都與你的治療師分享，他將幫助你客觀地看待事物並繼續前進。

治療社交焦慮症通常基於認知行為療法的基礎，儘管有一些證據顯示探索性心理治療對於某些人也很有效用。

探索性心理治療可能就會檢視導致你對於各種社交情境感到恐懼的經歷，並幫助你重新組織它們。記得有一次，我就讀寄宿學校的時候，我和一位和我同年級之中最酷的人單獨在學生公共休息室中。我做了一些事讓他咯咯地傻笑，而我說：「不要笑，這可能會讓你的臉笑到裂開。」這不是一個很好笑的笑話，我知道。他怒視著我，咆哮著說：「坎托弗，你不能讓我發笑，你就是一個會行走的停屍間。」那句話傷害了我，而且影響了我的自信好一段時間，但在適當的時候，我重新定義了這件事。

回首過去，我發現這個言語攻擊是針對他自己，而不是針對我。他是一個不快樂的孩子，需要讓別人認為他很酷，並以猛烈抨擊他人的方式讓他對自己感覺更為良好。這並不是說，我就是這裡最有趣的人，但我就是我，有些人覺得我還可以。最重要的是，我認為自己還可以。在我的妻子和朋友的幫助下，我自己克服了這件事，但基於探索性心理治療的治療師，可能會讓你直視人生中影響你的經歷，克服傷害並以不同的方式看待它們，接著也以不同的角度看待自己。如果這個故事碰觸到你的痛處，如果來自你過去的一些重要角度，曾做過或說過什麼造成你對他人的恐懼，探索性心理治療你可能會為你帶來幫助。

如果你認為最好將過去拋在腦後，而解決方案是以不同的觀點和更有效的策略來展望未來，那麼你的觀點就和大多數的心理學家的論點不謀而合。當一位認知行為療法的治療師或心理學家和你晤談時，可能會包括關於你疾病上的一些教育訓練。他們可能會和你一起學習社交技巧，例如如何與第一次見面的人交談。可能會使用一些影片來，以提供你關於哪些方面做得好、哪些方面做得不好的回饋，如果你對此可以接受的話。有一些練習可能旨在展現專注於自己的方法，以及你對他人的印象如何妨礙你有效地社交並讓你有更糟的感覺，例如尋求安全的行為（像是什麼都不說）和閃避（像是一直待在家不出門）。你的治療師將幫助你更關注於當下正在發生的事情，而不是你將會碰到的情況。在你無益的想法之外，他們會挖掘出背後驅使這些想法的元凶，那些根深蒂固的信念（例如：「我不好」「這樣會讓我被羞辱」「我必須要很完美」「我就像他們說的那麼糟糕」及其他多種說法）。然後，他們將幫助你挑戰這些想法和信念。他們會為你安排家庭作業，並幫助你修正你應該要嘗試的想法以及完成之後的想法。當你有了一些進展時，他們會幫助你制定如何不退縮的策略。

有證據顯示，針對社交焦慮症，有些以電腦計算為基礎的治療很有效，但英國國家健康與護理卓越研究所（the National Institute for Health and Care Excellence，NICE），一個設立諮詢方案的國家機構，以電腦計算為治療的基礎，如果這對你有吸引力的話，我會讓你與你接下來尋求治療的專業人士討論。無論以何種形式來進行治療，都要全力以赴並堅持下去。你的人生可以比現在更好。

健康焦慮症（Health anxiety disorder，HAD）

你會有一系列令人不快和可怕的症狀。你也已去看過你的全科醫生，進行了全面的身體檢查和適當的血液檢查。也許你甚至見過專家，但針對你的症狀並沒有發現身體上的成因，也沒有做出診斷。合乎常情，該詢問的問題是：「這是生理上還是心理上的？」問這個問題很正常，但這問題搞錯了，因為事實上是兩者兼而有之。你的症狀確實有身體上的依據，可能是過度敏感的感覺神經末梢，或姿勢肌（Postural muscles）的痙攣，或你腸道中的平滑肌因過度刺激而痙攣，或胃酸過度分泌，或廣泛性過度活躍炎症過程，或腎上腺素及皮質醇的過度分泌，或血壓高升及心率升高。或者是其中幾個症狀，甚至以上都有。所有這些身體上的變化都可能是焦慮的結果，而這些變化造成的恐懼會導致惡性循環。

我從經驗得知的這件事。我曾經患有心房顫動，這是一種非常令人不快且具有潛在危險的心律失常。幸運的是，大約八年前，一項名為「燒灼術」（ablation）的手術為我擺脫了它，但我知道未來某個時間點可能會復發。當我處於壓力之下時，我會出現胃食道逆流（胃內液體回流到我的食道中），轉而導致我因為異位心搏（我知道，這是由於食道的擴張刺激心臟中的輸導組織所造成的）而受苦，這些感覺就像是心房顫動，這令人擔憂，因此又引發更頻繁的胃食道逆流。我吃了一種有點幫助的藥，但真正有效用的，是使用認知行為療法的原則來挑戰無益和災難性想法（這不過是心悸，總會過去的）、正念（體驗心悸而不是對抗心悸，症狀時來時去，只要觀察它們就好），以及放鬆（心悸與放鬆運動的進行並不矛盾）。因此，這些插曲雖然令人不快又有點不安，卻是溫和且短暫的。

當進一步的身體檢查和與專家們的門診都沒有結果時，這就是你應該停止的時候了。但是，我列出的認知行為療法和其他療法確實有幫助。所以請你要尋求心理治療。這並不代表你說的那些症狀是「胡思亂想」。這些都不是胡思亂想，而是真實的而且嚴重妨礙健康的。這意味著你正走向一條行得通的大道，而不是在一條無處可去的道路繼續前進。如果你掌握了本書中所列出的各種技能，你的健康狀態就會大大地改善，你的生活也會因此變得更好。認知行為療法將有助你挑戰增加你焦慮的那些想法及假設，例如你的症狀有多麼危險，但不會挑戰其物質基礎，因為這不是重點所在。正念有助於你接受當下的症狀，並減少對它將會導向何處的災難性預測。你的治療師會鼓勵你運動、進行放鬆練習，以及從事任何你如果沒有症狀時會選擇做的事情。持續地治療，它就會發揮效用。

有助於緩解症狀的藥物（如我用來減少胃食道逆流的藥物）很好，但不能替代有效的心理治療。如果心悸令人討厭，服用Beta受體阻斷藥可能會有所幫助。在治療真正奏效之前的初期，如果你需要ＳＳＲＩ抗憂鬱藥物，或其他的方法來減緩焦慮，那倒也是不錯。可以是任何一種有效的方法，儘管在適當時機下，你也是要慢慢地停止藥物治療。

許多患有健康焦慮症的人轉向求助於替代性醫學（alternative medicine），因為他們認為傳統醫學欠缺他們所需要的答案，也沒有認真看待他們。再說一次，對於任何對你有用的方法，我都沒有意見，但請注意，「替代性」醫學幾乎沒有療效的證據，而且往往非常昂貴。如果你已下定決心要走另一條路，何不同時進行心理治療呢？

焦慮症及面臨藥品濫用的狀況

請記住，酒精會在短期內減少焦慮，但隨著時間的推移，它會加劇你的焦慮。如果你已經對酒精產生依賴性，停止飲酒會導致短期的焦慮增加。如果你飲酒量很大（每個星期超過五十個酒精單位，即一萬四千兩百毫升的一般啤酒、九千六百五十六毫升的高濃度酒精啤酒、四瓶葡萄酒，或兩瓶七百毫升的烈酒），你應該尋求醫療管道的協助來戒酒，因為自己突然停止飲酒可能也會造成危險。然而，在停止飲酒或減少飲用至健康的酒精量（幾個單位，也就是每天飲用一小杯）之餘，如果你什麼都不做，在一至三個月內，你的焦慮就會下降至開始過量飲酒之前的水準。

如果你患有焦慮症和酒精依賴（alcohol dependence），你需要先解決的是酒精問題，即使焦慮先於酒精依賴之前發生並導致酒精依賴。有效治療焦慮症的成功機率，針對那些持續過量飲酒的人來說，大約是零。另一方面，成功治療酒精依賴的患者（甚至是那些為了要應對焦慮而飲酒的人），焦慮得以解決的，在案例中大約占了五〇％。這可能是因為良好的成癮諮商、匿名戒酒者協會所擁護的「十二步戒斷計畫」，與有效的焦慮治療有許多共同之處。不能只單純透過成癮治療來解決焦慮的那些人，隨後在焦慮治療上往往有良好的反應。我已經解釋了認知行為療法、正念、接受與承諾療法，以及其他療法的有效性，所以在此我就不重複說明了。先治療你的酒精成癮，然後如果有需求的話，你一旦戒酒成功，就能開始治療你的焦慮。

雖然酒精可能是引發焦慮最為嚴重的一種鎮靜劑，但多數的鎮靜藥物如果長期服用，尤其是持續增加劑量的情況下，往往會產生相同的效果。苯二氮平類藥物可能是個例外，因為對於那些維持固定低劑量的人，似乎不會引發焦慮的惡化。問題都在於增加劑量以試圖消除自身焦慮的那些人。小心，如果想透過更大劑量的鎮靜劑，來追求一種無焦慮人生的幻覺，它並不管用，只會導致更巨大的痛苦。

如果你需要遠離酒精來「解毒」，即在停止飲酒後一星期或更長時間內逐漸減少藥物的劑量，醫生可能會開給你苯二氮平類藥物來服用，例如地西泮或氯二氮平。過了停藥期之後，不要陷入繼續服用這種藥物的陷阱（除非你的醫生特別建議你這樣做）。任何已經上癮的人都會大大增加對任何可能上癮的物質形成另一種物質的風險，苯二氮卓類就是其中的例子。

鴉片類藥物，從可待因到海洛因，如果定期服用，會帶來與緩解焦慮相同的錯覺，並且隨著時間的推移，恐懼和痛苦會增加，但更是如此。如果你對鴉片類藥物產生依賴，請立即尋求治療。你擱置它的時間越長，它越是惡化。

如果你服用安非他命〔別名「速度」（speed）〕或古柯鹼等興奮劑，這些藥物不是會引起你的焦慮，就是會使你的焦慮惡化。所有興奮劑都會引發焦慮。有一些定期服用興奮劑的人在脫離興奮劑後會變得憂鬱，如果有這情形請聯繫你的全科醫生，他們可能會開抗憂鬱藥來降低這種風險。

如果你有任何一種成癮行為，請盡量不要太擔心沒有藥物的生活會怎樣。一開始可能極為艱難，但你的未來只會比過去更好。凡事順其自然，也不為未來憂慮。我所見過一些最快樂、最平靜的人，是匿名戒酒者協會和麻醉藥品互助協會（Narcotics Anonymous）的成員。這兩個都是偉大的組織，協助且支持許多戒除酒癮或毒癮的人。請搜尋這些協會來尋找當地的戒酒聚會。不需要立下任何承諾，所以請去參與聚會。你沒有什麼損失吧？

注釋——

33 flooding therapy，稱為情緒衝擊療法、泛濫療法、滿灌療法或暴露療法，與系統脫敏療法正好相反。

CHAPTER

10

那些患者教會我的事

最後的九個單元，我希望能讓你對焦慮背後的原因略有瞭解，你可以做些什麼來加以克服，以及可以有哪些治療方法。這一切都基於相當可靠的研究證據。但是，儘管研究很重要，但它並不是一切。另一個重要的證據，來自那些曾經患有焦慮症，也已尋得對有益解答之人的智慧。在我看來，最博大的智慧來自受過苦難的那些人，他們不僅找到了苦難的意義，也找到了走出苦難的那道大門。以下是我的患者（以及一些從逆境中吸取教訓的朋友）與我分享的一些發現，以及我在聆聽他們人生故事中所得到的見解。有些曾在本書前面內容出現過，但我認為值得將它們集結在一起，以便你挑選出你認為有幫助的要領。

接受你自己的起點

這可能是最為重要的一種洞察力。對你想要擁有幸福人生所造成的主要威脅，不是你的症狀或不幸，而是妨礙你承認自身困境、阻止你採取行動來解決問題的羞愧感。你患有焦慮症的這個事實，並不會讓你變成懦弱的人或表示你更不如人。焦慮之所以會產生，有其正當確鑿的理由（請參見Chapter 2），不涉及你的任何過錯。事實上，會產生焦慮症的往往是我認為最關愛他人、最認真刻苦的那些人。接下來，我要警告你不要進行價值判斷，但我不會說有焦慮症患者都是最棒的人，但他們肯定不是最糟糕的。你確實需要先接受自己有焦慮的問題，接著才能決定如何應對並尋求協助。

接受你自己是誰，並帶著實際的考量來前進目標。也就是說，努力減少你的認知失調（請參見Chapter 2）。

讓價值判斷最小化

正如我在Chapter 6中所解釋，如果你患有焦慮症，你很有可能多數的人更會自我批評。你對自己有許多的價值判斷，比如「我沒用、軟弱、可憐、絕望、惡劣、懶惰、懦弱……」我還可以一直說下去。這是一種雙重標準，因為你可能對他人的評判要少得許多。如果你可以開始挑戰這些雙重標準，像對待他人一樣對待自己，你的焦慮就會減少。**你患有焦慮症，不是因為你害怕別人的批判，而主要是因為你害怕自己的判斷。你真正害怕的是你。**當然，無論你將要著手做些什麼，你都害怕有人批評你表現不佳，那是因為在事情尚未完成之前，你就早已接受他們的批評了。所以要挑戰這種傾向。確保你對自己說的話，都是那些很樂意對一位好朋友開口說的話。請公平一點，給予自己一般的尊重。

我並不是說，**你應該避免所有的價值評斷。你需要對他人做出一些判斷，來避免與那些會利用、不當對待你的人相處。如果你缺乏信心，就有可能吸引這些類型的人。至於那些並非真切關心你的人，要避免被他們所提供的意見受到過多的影響。**

我最近看了電影《否認》（*Denial*），講述的是黛博拉．利普斯塔特（Deborah Lipstadt）的故事，他打贏和大屠殺否認者大衛．厄文（David Irving）的一場誹謗訴訟案件。在這個真實事件中，利普斯塔特教授評論，並非所有意見都具有等同價值。僅僅因為有人提出了相反的意見，並不代表著該論點的兩造都站得住腳。**見解如果不是基於事實的基礎，就可能是錯誤的。請記住我最特別喜愛的公理：一個人在意見上的強度，往往與他們的智慧呈反比。最無知、最偏執，以及最自私的人，往往就是向**

你提供最尖銳意見及建議的那些人。

請特別留意這些人；那些人會叫你做一些讓你感覺不對的事物。是的，可以對這些人進行評判，認定他們糟糕。這也就是說，他們對你有害，而你需要和他們保持安全距離。

學習如何好好地失敗

任何人都可以成功地實現目標，至少在短期內可以。你只是需要讓自己超越人類的耐力。耐力不能永遠地持久，並且需要付出代價，包括壓力及體力的消耗，但可以做到。真正有價值的技能，是能放手一搏、全力以赴，冒險，就算有時會失敗，從失敗中吸取教訓，在這同時善待自己。能做到這一點的人，就會變得睿智而嫻熟，他沒有理由要感到害怕。如果失敗不過是另一種學習的經歷，那就沒什麼好害怕的，但你必須克服文化才能實現這一項目標。我們的社會，已經變成一個沉浸於施虐又受虐的社會了，沉迷於對失敗及錯誤進行懲罰。不然你在任何災難發生之後，看看各大報紙。在第一次葬禮舉行之前，各大報紙已在要求懲罰相關人等，堅決要求「有人要付出代價」。無論是否有人因違法行為而有罪，假設有人受到懲罰了，所有人都會感覺好一些。事實上，尋找代罪羔羊並沒有什麼益處，因為壞人總能找到規避責任的方法，而好人卻會因恐懼而被嚇得不知所措。不要這樣對待自己。如果要從錯誤中學習，你還需要善意及尊重，尤其是當面對自身的錯誤時。

有些最困難也最關鍵的失敗讓人無法欣然接受，如無法為他人帶來深刻印象、無法被喜歡或無法取悅他人。一旦你能夠適應不是每個人都喜歡或尊重你時，就真的自由了。做你自己，做你選擇的事。接著，就可以真正地體驗人生並感受其他人，而不是被束縛於內省的擔憂之中，想著自己該如何應對眼前事物。我可以從個人的經驗告訴你，這是一種令人難以置信的解放。少一些對於事物關切（稍後會詳細地說明）並多一些對事物的體驗。建立自己的界限，並守護這些界限。也就是說，**要清楚自己會同意的、不同意的會是什麼，以及如何拒絕。當你第一次拒絕某人對你的要求，要容忍他們的失望及不滿，同時堅定自己的立場時，這就是你覺醒的第一天**。當然，你會在一段時間內感到更加焦慮，但這種恐懼很快就會被解放的感覺所取代。如果有人提供了你選擇不接受的一些建議，而結果證明他們是對的，那也沒關係。有時候犯錯並沒有錯，因為你無法預先知道會發生什麼事。

表現得像是你想成為的樣子

這是十二步戒斷計畫中所擁護的「弄假直到成真」技巧，我在Chapter 2曾提及。這確實有效。你會變成為自己行為模式的樣子，所以試著表現出自己想要成為的那種樣貌。模仿你欣賞的那個人。讓自己表現得好像很有自信，好像與你遇見就是人們的特權，好像所做的事情沒什麼大不了的，好像不在乎，好像很確信結果會是如何，好像恐慌一點也不重要。感受那個恐懼，但無論如何都要去做（這是一本關於如何克服恐懼症的好書書名）[34]。維持這種狀態夠久之後，你就會成為自己假裝的那個樣子。這不是不誠實，而是練習你想成為的樣子。

不要在電扶梯上行走或奔跑

這一點我已在Chapter 6中提過，但這裡再提醒一次。讓電扶梯和人生，帶你去自己要去的地方吧。如果地鐵列車在你到達月台時正準備開離，那就隨它去吧。還是有另一列火車會來。站在電扶梯上而錯過火車的機率，就和在電扶梯一路跑下來的機率一樣大。

對此，還有另一個可能有助於你瞭解的隱喻。你正搭乘著長途的汽車要穿越美麗的鄉村。你決定要控制路線，所以從座位上跳了起來，把司機推到旁邊，就開始駕駛。喔，請坐下來吧！享受眼前的風景，這或許不是你選擇的風景，但它仍如此美麗。如果你選擇開車，你看到的只有道路。放下你對人生的掌控，人生就會變得更加有趣。

尋求機會，而非公平

Chapter 6中有一個段落討論了這件事，所以我不會在此重複說明，但別忘記了。留意人生中出現的種種機會，不要讓悲觀的情緒導致你錯過而沒把握住機會，還是做一些冒險的事情。

過去不能用來預測未來

還有，不要向迷信屈服。你曾出了一些差錯的事實，並不代表你就是一個不幸的人，永遠會遭受不幸。你的肩膀上並沒有讓這些事情發生的邪惡小魔鬼，也沒有受到詛咒。魔法只發生在電影及哈利波特的小說系列中。在命運的面前，你可以發出輕蔑的呸聲，它不是真的。擔心並不能阻止災難發生，但樂觀可以。

善用適合你的好方法

每個人都是不一樣，患有焦慮症的人也不例外。對他人有幫助的東西，不一定對你有用，但其他東西也很好。請繼續尋找。請執行Chapter 5和Chapter 6中的建議。你的焦慮是有答案的，所以一定要搜索直到找到為止。這包括你想要嘗試的任何方法，而不僅是我所推薦的方式。例如：如果改變飲食有幫助，那就試試看。但是不要在「替代」療法上浪費太多時間，除非真的有一種對你有效。還有，隔壁的鄰居阿姨建議你的靈丹妙藥不太可能會奏效，所以忽略她的建議也沒有關係。

不過，請務必聽取為你進行治療的專業人士意見，因為他們的建議背後有許多經驗及研究。如果你的治療師對你而言並不合乎情理，如果你們不適合，請找其他人。你可能不得不為此費上一些力氣，因為國家健保資源有限。每一位患有嚴重且長期的心理障礙（如果你因長期焦慮而無法正常運作，這就包括你在內）的人都有權利獲得對他們有效的治療，而不是採用一種所有人都通用的方法。

尋求支持

在應對焦慮時，得到支持的人，遠比那些試圖獨自解決的人做得更好。請向周圍所信任的那些人尋求協助。確保支持你的人們是自己所選擇的人，而不一定是選擇你的人。好人被尋求幫助時相當樂見。同樣地，有些人堅持要求你依照他們指示去做，即使這對你沒有幫助。要與這些人保持距離可能需要一些堅定的意志，但你必須這麼做。讓自己和那些讓你感到療癒的人們在一起，而不是那些逼迫你的人。

如果什麼都沒有改變，一切都保持不變

這件事似乎顯而易見，但事實上並非如此。許多人認為，如果他們繼續做自己一直在做的事情，事情就會變得更好。藥物可以治癒他們。這適用於所有情況和個別事件，例如：恐慌發作（這是短暫的），但不適用於導致它們發生的原因。這是以藥物治療焦慮症的危險之一。如果服用藥物時，你沒有結合有效的療程，你可能就會等著讓讓藥物來治癒你。藥物不會治癒你；相反地，它為你爭取時間來進行你需要的改

變。你的治療師也不會「讓你變得更好」，在瞭解你的焦慮如何發展成形之後，你就能挑戰自己的習慣和思維，制定行動計畫並採取行動。有可能發生最糟糕的事，並不是你害怕什麼，而是毫無改變。如果你在閱讀本書後瞭解焦慮背後的成因，請立即開始為人生做出改變。

在意的事物剛好就好，但不要太多

這是一個很難達到的平衡。你需要關心自己，還要關心他人，這樣他們也才會關心你。就我看來，這是我在倫敦社區的通勤圈之中所丟失的東西。除了直系親屬之外，並沒有社區意識或關心他人的道理，這就是衝向成功的高速衝刺。我有一個個案，動彈不得地站在通勤的擁擠火車上，他昏倒了，躺在車廂門旁不省人事。他同車的旅客們側身地緩緩移動好避開他俯臥的身體，對他不加以理會。直到火車在下一站停留時，離他最近的兩位旅客推擠他並將他踢到月台上，同時也小心翼翼地不弄亂自己的西裝，車門在他身後關上了。想必，這些人認定自己是文明人，那麼會是什麼原因造成了這種道德淪喪，讓他們如此不關心自己的人類同胞呢？我認為，答案是他們眼前面臨工作日的焦慮，以及在大城市倫敦要成功所必備的那種一心一意的決心，讓他們沒有同情的餘地。

請不要讓自己只做到這種程度的關心，無論你生活上有多大的壓力，無論你面臨何種的威脅。但不要過度地在意。如果你總是擔憂著每個人、每個行為、每個錯誤、每次的不幸，以及每種可能的未來，你就不是真切地活著了。你活在自己一手打造、想像中的惡夢世界，而沒有好好感受著四周的真實世界。你應該還記得，我在Chapter 6中曾向你提及的一位高爾夫球手，他讓自己不去在乎推桿的結果，只關心自己是否已為當下這一球做好準備，並盡可能地完美地擊出好球。結果，他成為一位成功推球入洞的優異球員。跟隨他的榜樣，你可以做自己人生的決定。盡你所能，將更多的專注力投入在你所選擇的事物上，而非偏執於結果。

為什麼會有這種幻想？

身為一個美國人，我的妻子和許多他同輩的人一樣，多年前曾進行一段時間的心理治療。他告訴治療師關於自己許許多多的恐懼，這位明智的女士通常會回答說：「為什麼會有這種幻想？」他是對的。雖然你的人生總會發生一些不好的事情，但它們不會是你花時間擔心的那些事，所以你的擔憂完全是在浪費時間。雖然要你完全不擔憂是不可能的事，但至少要養成挑戰自己恐懼的習慣，以它們的本質來看待：幻想。

我們最終都會死

我有一位好朋友患有轉移性前列腺癌。他在治療上有非常好的反應，也維持著良好的狀態，但他知道自己的癌症總有一天會殺死他。這位出色非凡的人，是我所認識最快樂、最活躍的人之一。我問他，面對不確定的預期壽命，他到底是怎麼做到的。他的回覆是：「劇透警告！我們終將會死亡。在那之前，我會盡可能多做一些我喜歡的事情。」跟隨他的理念，擁抱你的現在，盡你所能，活出當下。

好，勝過於完美

把你的人生當成一場馬拉松，而不是短跑。無論是在工作、育兒、健身、健康、運動、外表，或其他人類所努力的任何領域，在你合理的範圍內始終如一地做好，比起追求完美，將會產生更理想的結果。我曾治療過許多職業領域的高階專業人士，包括富有且有名氣的政治家、演員以及運動員，雖然這些人都有自己的問題，但他們都知道並接受自己的限制。我曾經詢問一位極為成功的職業高爾夫球手，當他明白這一場大型比賽的結果可能會改變他的人生時，他如何度過這個關鍵時刻。他難以理解我的問題。「你就是繼續進行並做下去。不必思考這一次擊球之外的事，或者正在競爭的對手，你只要擊出這球。」能夠立即排除眼前事物之外的所有事情，並像自己平時的狀態一樣做得好，不必像別人一樣，這之間的差別，區隔了冠軍，以及一樣才華橫溢的競爭失敗者。所以請持續試著變得更好，不必完美，不必像你認識的那位假裝是超級英雄的人。不必要求自己一定要成功；這並非切實可行的事，而你不會對他人抱持著這樣的期望。

處理憤怒

憤怒和恐懼是同一種事物，只是形式不同（請參見Chapter 1，戰鬥或逃跑反應）。所以當你憤怒時，你需要做些什麼來消除怒火，而不能只擱置著讓它沸騰。這可能需要透過心理治療、藥物治療、放鬆、武術或工作帶來的昇華作用、競技運動或身體鍛鍊。總之，請做點什麼來應對；長期的憤怒，只會阻礙你為應對焦慮所做的任何努力。

這一切都會過去

在此，我談論的是情況和症狀。你的焦慮症有一段時間了。如果你堅定地治療並進行需要做出的改變，這可能是一個漫長的過程，因為在很多時候會是向前兩步又後退一步的狀況，直到最終消失。

但情況不會一直維持下去。無論是好是壞，除了愛、死亡和稅賦（是的，我挪用了這句話並做了一些改動）[35]之外，沒有什麼事能永遠地持續下去。等待的時間夠長了，事情就會有所改變。你的恐慌發作或因焦慮症產生的身體症狀，這情況令人擔憂的，但都會在適當的時候消退。所以不要只是做某事，也好好坐著等待。那些你試圖要逃避的事情都有自然解決方案，不要成為阻礙的人。

堅持下去

繼續堅持下去。你的焦慮症花了好多年的時間才形成。所以不要指望一開始在進行正念練習的那一瞬間，它就會選擇放棄認輸。焦慮症不是如此運作的。從生病中康復有時是一個混亂的過程，會反覆地復發和緩解，很容易令人感到沮喪。請不要氣餒。你還記得那些網路上彈出式廣告，曾經讓你煩擾不已嗎？你一個又一個地阻斷它們，直到它們最終不再出現為止。雖然仍然會出現垃圾郵件，但彈出式廣告基本上已經消失了，只要堅持不懈，它們可以有效地被封鎖在外。焦慮也是如此。你要堅定地實行本書中的療法和改變，你最終會到達終點——那樣的人生，雖然不能全然擺脫焦慮（沒有人做得到，除了變態人格者），但你不再被恐懼所支配。

世事難料，順其自然

美國歌手桃樂絲．黛（Doris Day）唱了一首可愛的歌曲《順其自然》（*Que Sera Sera, Whatever Will Be Will Be*）（天哪，我真是老了！），這首歌於一九五六年發行，我小時候就留下了深刻的印象。不管寫那首歌的人是誰，肯定知道心理學的一些知識，更重要的是，還明白如何獲得人生意義的最大值。這首歌曲要傳達的訊息，是你無法支配甚至預見未來，所以無論可能會發生什麼事，都要讓自己欣然接受。應對你的焦慮，也是一樣的道理。不要害怕你的恐懼，也不要和它對抗。**做一些有助益、在適當時機能讓你克服焦慮的事，但不要有意識地與它鬥爭。當它離開，接著又回來時，就做上次有發揮作用的事。如果你需要更多的心理治療，就主動進行。做正確的事情，但讓你的焦慮順其自然。**

是不是覺得這個單元有一些眼熟，都是重複我之前說過的話吧？好吧，你是對的。歡迎來到心理治療。要克服你的焦慮症，就牽涉了重複。一遍又一遍地做同樣的事情。上上下下、左左右右，清楚地審視那些根深蒂固的思維模式，以這種方式或那種方式來挑戰它們。一遍、一遍，再一遍地改變同樣的種種傾向。你的焦慮最終會消失，但它消失時是帶著微弱的嗚咽聲，不是巨大撞擊下的砰一聲，不是透過任何天才之舉，而是透過重覆且緩慢的堅持。

此外，你還發現到，我為患者們所提供的治療，不僅來自我以前諮商患者的智慧，也來自人生過程中我所相遇的人們擁有的明智。喔，還有那些研發出有效療法的研究人員及同事們的辛勤努力。沒有一項是我的全新發現。這些知識大部分都已有數百年的歷史。我被當場抓到了，我有罪。但如果你能擺脫恐懼，又有誰在乎呢？

注釋

34 原文書書名為「Feel the Fear and Do It Anyway」，繁體中文譯本為二〇一〇年出版的《恐懼OUT：想法改變，人生就會跟著變》，為心理學家蘇珊·傑佛斯（Susan Jeffers）的經典著作。

35 美國政治家富蘭克林（Benjamin Franklin）曾說過的名句：「人的一生有兩件事永遠逃不掉，死亡與稅賦。」

結語

我不知道你怎麼看，但我認為本書的大部分內容都是好消息。你不必與自己的焦慮對抗或鬥爭，事實上，如果你不這麼做比較好。你所做的事情很關鍵，但在做這件事時所經歷的焦慮卻真的無關緊要，至少短期之內是如此。你不必為自己的焦慮症感到羞恥，事實上，這指出你是多數人所說的好人。你無需害怕藥物，如果明智地使用這些藥物，對你的焦慮可能有很大的幫助。各種心理療法也不可怕，它們實用、有效，而且功效持久。你可以學習大量的技巧，也可以做出改變，這不僅會幫助減少恐懼，在許多層面上也改善了你的生活。要有耐心並堅持下去。你的焦慮症花了很長一段時間才形成，所以在現實考量上，也需要一段時間才能解決，而且過程中也可能往相反方向逆行。

所以我認為，現在正是時候來再次訪問本書前言中的莎莉了。你和她說話的時候，我就安靜地坐著，何不這麼做呢？就你在這本書之中所學到的事，你將會給她什麼樣的建議？她需要改變什麼？她應該尋求哪種治療，又應該從哪裡開始？在等待治療的同時，她可以做什麼？在進入下一個段落之前，請重新閱讀前言並思考這些問題。我認為，你知道該告訴莎莉什麼事，以及她需要做些什麼。對你而言，這方式都是一樣的。

現在我會告訴你，我想對莎莉說的話。我們目前有一樣的共識嗎？好的，我們這就開始吧：

首先，莎莉，**這不是妳的過錯**。妳的焦慮症會形成，是由於妳應對事物的各種狀態同時加總構成，但更多的是妳的生活經歷，尤其是在生命的早期。妳是一個關愛他人、可愛又善良的人，不應當讓妳如此頻繁地對自己進行言語暴力。儘管如此，站在目前所在的位置，如果要逃離恐懼造成的監獄，妳還有很多工作要做。接受自己的出發點，並在開啟旅程時給予自己尊重。

接下來，請掛號去看妳的全科醫生。現在就進行。我知道要出門幾乎讓妳難以忍受，所以需要一位家人或朋友和妳同行。如果真的無法到達要去的地點，請妳的全科醫生進行家訪。妳要堅持，因為家訪是供不應求的。如果有必要，請某人幫忙打電話。當妳看到全科醫生時，告訴他妳的症狀，以及這些症狀為何導致妳無法離開公寓。詢問醫生是否需要藥物治療，並聽取醫生的建議。最重要的是，請求醫生轉介妳去進行心理治療。

妳可能至少需要等待幾個星期的時間，才能開始進行治療。與此同時，請開始練習放鬆練習。以手機下載Headspace這個應用程式，並開始進行免費試用。如果喜歡的話，去買一本我在Chapter 7中提及的正念相關書籍。如果沒有的話，請試著使用認知行為療法的練習手冊。不管要怎麼做，都要開始挑戰習慣性思維及行為模式。努力接受自己的焦慮，而不是與之對抗。盡量停留在當下，而不是花過多的時間沉思過去或幻想未來。無論是未來、妳當下的不完美，以及不公平和不確定性，都隨它去吧。應對眼前的事物，而不是害怕可能會發生的事情。請試著改變妳對自己的說話方式。我並不是指妳應該大聲說出來，而是改變在腦海中對自己說的話。努力成為自己更好的朋友。善待自己與善待他人並不矛盾；事實上，如果妳能開始對自己更加仁慈，也能給予他人更多的善意。善意有如三葉草，可以開枝散葉地擴散。

還有那個翠西亞，提醒我，她能帶來什麼幫助？沒錯，我知道，她說自己很棒，而妳也需要她，但她能為妳的人生錦上添花嗎？什麼，她就是妳的全部？那麼妳還是去尋找更友好、更善良、能給予更多、更值得信賴的事物或人吧。我是認真的；妳可能認為不會有人想認識妳，但妳如果願意給他們機會，人們都會很樂意的。這就代表要冒著一個風險，當妳將翠西亞送出大門外之後，妳也要孤獨好一段時間，當機會出現時，就與他人互動，並向自己保證，妳不會依據事情的進展來評斷自己。即使人們斷然拒絕妳，光是與翠西亞以外的人交談，就已經是一種成就了。只要努力過，結果並不重要。如果妳持續這麼進行，便會發現有些人不會拒絕妳，也會因此找到真心的朋友，而不是像翠西亞那種虛情假意的朋友。

妳需要向自己擁有的真心好友尋求支持，那些妳所選擇的人，而不是那些因為他們可以操縱妳而選擇妳的人。找那些願意傾聽而不只是提供陳腐建議的人、那些有真正智慧的人。和家人一樣，只要信任提供幫助的那些人，而不是那些批判的人。不過，也請小心注意自己尋求多少支持。一開始時，可以尋求許多支持，但逐漸地讓自己戒掉依賴，隨著時間過去要變得更加自力更生。如果妳做每一件事都還要持續尋求消除疑慮的慰藉，對此就會變得依賴，當沒有人牽著妳的手時就無法做任何事情。

要到達想去的任何地方、能做任何想做的事情，仍需要一段時間。現在，妳需要開始建構你恐懼情況的刺激階層，盡可能多一些小規模的梯級，不需要大步地躍進，只需要一步接著一步走在梯子上的每個梯級，同時進行放鬆練習。對於進度或缺乏進展不進行批判，只有堅持。接受自己會向前邁出兩步又向後退了一步。繼續前進邁進，你最終會就會到達那個地方。

當妳到達那個地方時，我很樂意在那裡見到妳。當妳擺脫了隱藏許久的恐懼並揭示真實樣貌時，這將是多大的快樂。與此同時，一路順風！

《焦慮使用說明書》專有名詞

A

Alcoholics Anonymous（ＡＡ）匿名戒酒者協會

Agoraphobia（ＡＰ）懼曠症

Anxiety disorder 焦慮症

Anxiety level 焦慮程度

Acceptance and commitment therapy（ＡＣＴ）接受與承諾療法

Arousal 警醒／level of arousal（arousal level）警醒程度

Avoiding avoidance 避免性逃避

Atrial fibrillation 心房顫動

B

Benzodiazepines（ＢＺＤ）苯二氮平類藥物

Borderline personality disorder（ＢＰＤ）邊緣性人格障礙

Bipolar affective disorder 雙相情緒障礙症（早年是稱為：躁鬱症 Manic depressive disorder）

Beta 受體阻斷藥

C

CBT 認知行為療法

Crohn's disease 克隆氏症

Chronic fatigue syndrome 慢性疲倦綜合症

Cognitive-behavioral therapy（CBT）認知行為療法

Cognitive triad 認知三元組

Clinical depression 臨床憂鬱症

D

Depressive illness／depression 憂鬱症

E

Exploratory psychotherapy（EP）探索性心理治療

F

Fibromyalgia 纖維肌痛症

Fight-or-flight reaction 戰鬥或逃跑反應

G

General Practitioner（GP）全科醫師

γ-Aminobutyric acid / gamma-Aminobutyric acid（GABA）γ-氨基丁酸

Generalized anxiety disorder（GAD）廣泛性焦慮症

H

Health anxiety disorder（HAD）／health anxiety 健康焦慮症（又稱臆想病 hypochondria）

I

Irritable Bowel Syndrome（IBS）大腸激躁症，簡稱「腸躁症」

L

Level of arousal 警醒程度（arousal level）

M

Major depression 重度憂鬱症

Mental imagery 心像

Myalgic encephalomyelitis（ＭＥ）肌痛性腦脊髓炎

Monoamine oxidase inhibitor（MAOIs）MAOIs 藥物（單胺氧化酶抑制劑）

N

Negative Cognitive Triad 憂鬱認知三角

Norepinephrine 正腎上腺素（也稱「去甲基腎上腺素」，在人體內為荷爾蒙或神經傳遞物質。是人體應付壓力的荷爾蒙，影響腦部控制注意力和情緒反應的杏仁核，也會和腎上腺素 (epinephrine）一起作用於「戰鬥或逃跑反應」，增加心搏速率、使血壓升高。）

O

Operant conditioning 操作制約　或稱為操作制約學習，又稱為操作學習（Operant Learning）1

Opponent Process 相對歷程　正面情緒持續出現後，中樞神經系統會降低快樂強度來調控，負面情緒亦然

Obsessive-compulsive disorder（ＯＣＤ）強迫症

P

Phobic anxiety disorder（ＰＡＤ）恐懼性焦慮症

Panic 恐慌

Panic attack 恐慌發作

Panic disorder（PD）恐慌症

Phobia（phobic anxiety）恐懼症

Psychopath 變態人格者 cf. socio sociopath 反社會者[2]

R

Reciprocal inhibition 交互抑制原理

S

Social anxiety disorder 社交焦慮症 = social phobia（SP）社交恐懼症

Serotonin 血清素

Systematic desensitization 系統脫敏療法

Social anxiety disorder（SAD）社交焦慮症

Sociopath 反社會人格者（沒有感受但會模仿愛的行為，不受良心約束也不認為自己對他人有義務，對權力、操控與性有興趣）

SSRI 抗憂鬱藥物

T

Tranquilizer 鎮靜劑（或鎮靜藥物）

The Tricyclics 三環抗憂鬱劑

注釋——

1 美國心理學教授施金納（B. F. Skinner）一九三八年所提出。任何反應如果導致增強物或有增強作用的刺激出現，此後反應更可能再發生。例如：老鼠看到槓桿而做出壓桿的反應並得到食物，以後當老鼠看到槓桿，再去壓桿的頻率就會比以前更多（參見「操作學習」）。

2 人格障礙中，Sociopath 通常是後天環境的結果，Psychopath 更可能是先天基因導致。大腦的前額葉皮質負責風險管理，賞罰判斷等決策，對人格成長具有決定作用，而 Psychopath 有前額葉皮質的功能障礙，無法正常學習衝動抑制及理解會社會及道德，如感受到冒犯則反應更強烈。

焦慮使用說明書

作　者—提姆・坎托佛醫師 Dr.Tim Cantopher
譯　者—陳柚均
主　編—王衣卉
責任行銷—謝儀方
全書裝幀—倪旻鋒
內頁排版—唯翔工作室

第五編輯部總監—梁芳春
董　事　長—趙政岷
出　版　者—時報文化出版企業股份有限公司
108019台北市和平西路三段二四〇號
發行專線—（〇二）二三〇六六八四二
讀者服務專線—〇八〇〇二三一七〇五
（〇二）二三〇四七一〇三
讀者服務傳真—（〇二）二三〇四六八五八
郵撥—一九三四四七二四時報文化出版公司
信箱—一〇八九九臺北華江橋郵局第九九信箱

時報悅讀網—http://www.readingtimes.com.tw
電子郵件信箱—yoho@readingtimes.com.tw
法律顧問—理律法律事務所　陳長文律師、李念祖律師
印　刷—勁達印刷有限公司
初版一刷—二〇二二年八月二十六日
初版四刷—二〇二三年四月二十七日
定　價—新台幣三八〇元

時報文化出版公司成立於一九七五年，
並於一九九九年股票上櫃公開發行，
於二〇〇八年脫離中時集團非屬旺中，
以「尊重智慧與創意的文化事業」為信念。

焦慮使用說明書／提姆・坎托佛作；陳柚均譯. -- 初版. -- 臺北市：時報文化出版企業股份有限公司, 2022.09

240 面；14.8x21 公分

譯自：Overcoming anxiety without fighting it

ISBN 978-626-335-816-4（平裝）

1. CST：焦慮症　2. CST：心理治療

415.992　　111012756

ISBN　978-626-335-816-4
Printed in Taiwan